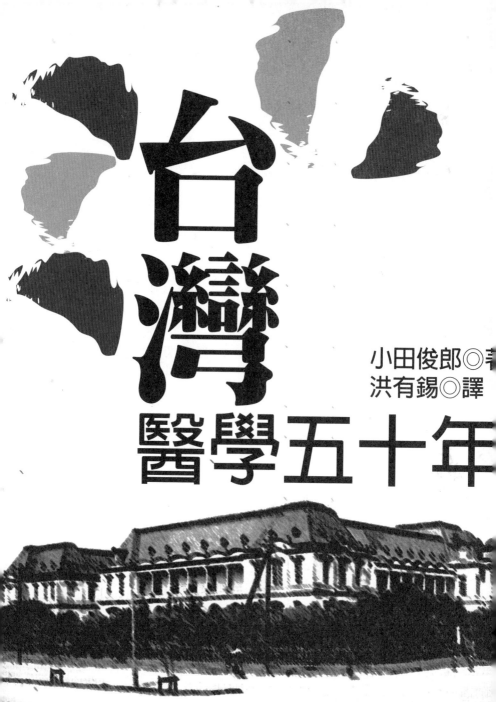

台灣醫學五十年

小田俊郎◎著
洪有錫◎譯

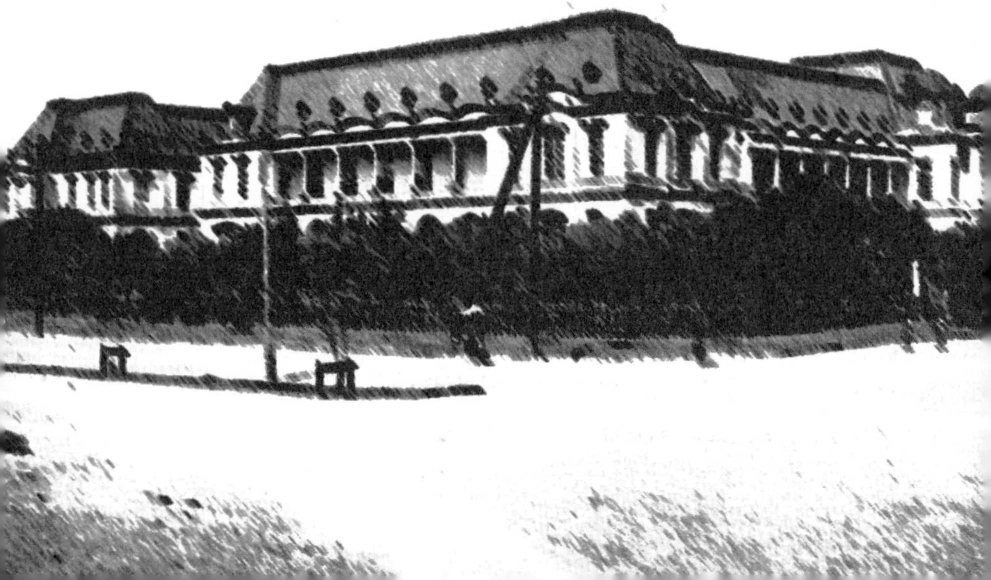

近代台灣醫學史研究之題庫

台灣國立師範大學歷史系、所教授　吳文星

一八九五年，台灣淪爲近代日本第一個殖民地，在長達半世紀的殖民統治中，台灣總督府標榜「同化」、「文明化」兼施之政策，由是近代科學在其殖民地經營過程中扮演重要之角色。就醫學觀之，無可否認的，此一時期是台灣近代醫學的奠基期；同時，因應台灣特殊需要而展開的熱帶醫學研究，亦在近代日本醫學發展史上留下不少重要的業績。然而，詳情如何仍鮮少有人研究，猶待有志者積極展開。尤其是「科學與帝國主義」之研究已漸蔚成風氣，醫學、生物科學、環境科學等之發展已被公認與帝國主義之擴張具有密切關係，故實證地探討日本上述諸科學之發展與其殖民地之關係，委實是刻不容緩且頗具歷史意義之課題。

本書是關於日治時期台灣醫學活動史第一本專書，作者曾任台北帝國大學（戰後易名國立台灣大學）醫學部教授、部長，可說是此一時期醫學界的中心人物之一。其廣泛蒐集相關資料，加上個人的親身經歷，簡要且系統地敍述日治時期台灣熱帶傳染病防治之經緯、醫療制度之建立，以及醫學教育和研究之推展等。對有志於台灣醫學史研究者而言，本書不但提供不少珍貴史料，且提示許多值得進一步探討之課題，實可稱之爲「近代台灣醫學史研究之題庫」。

譯者出身東京大學醫學博士，本諸專業知識，獨具慧眼，認識本書之重要和價值，乃利用研究和行醫的餘暇，精譯爲中文，以饗國內讀者。此一精神殊堪敬佩。

本人忝受囑爲其校訂譯稿，並略綴數語，願讀者閱讀本書亦有收穫良多之同感，則幸甚！

誌於東京大學旅次

一九九四年八月

關於台灣的日本醫學資料

大阪大學名譽教授、前台北帝國大學教授　森下　薰

太平洋戰爭之後，被統治了五十年的台灣脫離日本。日本在台灣的醫學活動也畫上了休止符。現在過了二十八年的歲月。在這段期間，以日本醫學爲基礎，台灣本身也發展出自己的醫學，而擁有輝煌的成果。台灣的日本醫學活動雖已成爲歷史，但其成果和意義不可抹煞。

日本「經營」台灣由於是合法進行，所以當初並沒有預想期限，各項事務也沒有依照期限去計劃實行，不料五十年後就完全畫上了休止符。站在醫學的立場來看，雖然還有許多沒有完成的計畫，但還是當作在五十年的期限中，日本推行了一個大型醫學的「遠征」，稱爲遠征，就得呈現成果報告。這件事耗費了五十年的歲月和無可計算的巨額經費，動員了無數人力，並涉及行政、教育、診療、防疫研究等多方面，相關資料龐大無比。而且台灣地跨熱帶、副熱帶，住民由許多人種構成，具有多種特殊性。單就這些條件來看，日本醫學關係者，他們

台灣的經驗和成果可以說是非常珍貴。

這些珍貴的資料，丸山芳登博士以前雖有綜合的論述，但關於個別的事務則沒有整理，而隨歲月日漸散佚，身爲當事者之一，我感到非常焦急和自咎。

現在，戰前長期擔任台北帝大教授，以醫院院長、醫學部部長身分從事醫學教育和診療工作，熟悉當時台灣醫學界情況的小田俊郎博士，追溯台灣的日本醫學事蹟，整理了苦心蒐集的資料並且予以出版。小田博士實現了我等多年來的心願，對此，我深深的致謝。

本書內容以日本在台所有醫學活動中的正史爲主，穿插了秘史性的事蹟和極重要、有趣的記述。本書將是後世了解日本在台醫學活動的寶貴資料，同時，對台灣的醫學界人士而言，也是一份值得參考的資料。

值得一提的是，留下許多功蹟的醫學重鎭堀內次雄先生的事蹟，在書中到處可見。我認爲，如果不提這位一生在台，而且在台灣的醫學史中始終扮演主要角色的堀內先生，那麼台灣醫學史的記述就無法成立。懷想堀內先生，敬仰之情油然而生。

一九七三年十一月二十五日

譯者序

東京大學醫學博士　**洪有錫**

長久以來，對於台灣近代醫學的長足發展，一般都認為是始於日治時期。但論及日治時期台灣近代醫學發展過程的著作卻極為少見，本書在一九七四年出版，作者是曾任台北帝國大學醫學部部長的小田俊郎教授。雖然這是二十年前的著作，但綜觀日治時期台灣近代醫學的發展史而言，它的價值至今仍毫不遜色。

但另一方面，這本書強烈地顯示其介紹日本功績的特性，誠如森下薰的序文，它可以稱為「醫學長征」的「戰績展示手冊」。從這本書僅僅出現杜聰明、韓石泉、蔣渭水、吳海水等十五位台籍醫學人士，更可窺知此書的性格。若從書籍內容來說，它的書名應該定為《日本醫學在台五十年》，或許更為吻合。

從台灣近代醫學的發展研究而言，日治時期台灣的近代醫學發展非但不可欠缺，甚至和所謂的近代科學的醫學發展，與殖民地統治政策之間的互動關係的研究，以及殖民地的研究成果對於殖民本國產生的反作用(Boomerang)影響的研究等，也提供了所謂「台灣經驗」的內涵。

如以科學本土化的觀點來看，日治時期台灣近代醫學的發展，推論可以認定它是本土化的搖籃期，但搖籃期的意義或本土化是否萌芽等也都有待研究。因爲台灣的近代醫學發展到眞正本土化時，勢必會有眞正的「近代的台灣醫學」出現，所以台灣人如何體認日治時期台灣的近代醫學發展，也是充實近代的台灣醫學內容的必要過程。

因此，對於日治時期台灣的近代醫學發展的研究，仍然期待有志研究的人參與。譯者本著前述的動機，儘可能的將本書的內容忠實地介紹給國內的讀者，唯一遺憾的是，書中和歌的「文學氣味」無法完全表達。由於考慮文學欣賞並不是本書的重點，所以沒有列出和歌的原文，關於這點還請讀者諒解。

爲了要充分傳達原文的意思，特別拜託師範大學歷史系吳文星教授協助校訂。在此對吳教授於百忙中親校本文，深表謝意，當然這本書的文字仍應由譯者負責。原著者的公子，海牙國際司法裁判所裁判官小田滋先生授權本書，得以使中文版出版，台灣大學醫學院名譽教授許成仁先生專文介紹原著者的經歷，也在此一併致謝。

一九九四年八月於日本千葉縣

原著者介紹

國立台灣大學名譽教授　**許成仁**

《台灣醫學五十年》著者小田俊郎教授是筆者終生的恩師。筆者在學生時代曾受到他在內科方面的教授及實習指導，畢業後，我到恩師的內科講座接受醫師的訓練以及研究指導，而且在小田教授返日後到逝世爲止也蒙受他的教導，筆者偶爾赴日，也會到老師府上拜訪，師徒之情更加親近。

小田教授是一八九二年生於日本三重縣，一九一八年在東京大學醫學部畢業後，於東京大學傳染病研究所及稻田內科從事傳染病及內科的研究，取得了醫學博士。一九二二年到北海道大學醫學部赴任，參與設立醫學部，一九二五年赴德留學二年，一九三四年被任命爲北海道大學教授，同年以台灣總督府醫院醫長兼台灣醫學專門學校教授身分到台灣赴任，由於積極活躍，曾被任命爲台北帝國大學醫學部開學準備委員。一九三九年醫學部開設，他擔任內科教授，一九三八年擔任醫學部附屬病院的首任院長，一九四二年就任責任重大的醫學部長。一九四五年第二次大戰結束後，台北帝國大學成爲國立台灣大學，恩師被延聘爲教授，直至一九四七年才回國。返日後接受委託籌設大阪市立醫科大學，並且從事研究，第二年成爲該所大學的教授。一九四九年擔任該大學第一任的附屬病院院長，一九五五年成爲改制後的大阪市立大學教授，一九六一年退休時被聘爲該大學的名譽教授。一九六〇年起兼任公立學校共濟組合近畿中央病院院長，一九七一年於該病院退休。一九八九年以九五歲之齡去世。

小田先生除了許多醫學著作以外，也出版了幾冊隨筆集，許多隨筆刊載於《日本醫事新報》等種種醫學雜誌。老師對論文和著作下筆極爲愼重，都是徹底的整理資料後，再反覆加以推敲。

談到日治時代的台灣醫學，不能忽略的人物是堀內次雄校長。一八八五年日本開始統治台灣，堀內同時被任命爲軍醫，日後他成爲台灣總督府台北醫學專門學校校長，對台灣的醫學、衛生、教育奉獻了五十年的心血。堀內校長正是本書作者小田教授的岳父。

第二次世界大戰之後，台灣醫學有長足的發展。無可置疑的是，這個鞏固的基礎是過去五十年日治時代所培養的。然而相關的珍貴資料不曾被整理收集，而且隨著時間逐漸佚失。小田教授知道這些台灣醫療發展的歷程，爲了追尋留在台灣的日本醫學的足跡，苦心去蒐集資料，特別是從他的岳父堀內校長取得了貴重的資料，經過整理後於一九七〇年出版《台灣醫學五十年》。對於了解在日本統治下的台灣醫學而言，這是非常難得的資料。

本書發行之後，小田教授曾經贈送給我及一部分相關的人，但是很遺憾的，在台灣並不普及。而且本書又是以日文寫作，能夠閱讀的年輕人則更是少數。這一次由留學日本的醫學博士洪有錫翻譯成中文，雖然距離小田教授出版這本書已經二十年了，但總算是很好的事。深信此書的翻譯出版，有助於塡補日治時期台灣醫學的空白。期望關心台灣的醫學人士廣泛閱讀，以了解台灣醫學的過去，讓未來的台灣醫學更加發展。

《台灣醫學五十年》目次

入領台灣

征討台灣

明治廿八年（一八九五年）四月十七日，清廷和日本在馬關簽訂講和條約，清廷將台灣、澎湖割讓給日本。在此之前，日軍雖佔領澎湖島，由於清廷極力反對割讓台灣，所以雙方在談判期間，日軍並沒有進一步佔領台灣。可是後來日本堅決主張，清廷於是不得不接受割台的條件。

對割讓台灣，最感到驚訝和強烈反對的是台灣的大陸系住民。特別是知識分子、地主對於不知不覺間遭清廷遺棄、割讓，所生長的土地成為日本所有，都感到非常憤慨。這些住民決心自主，在五月二十五日決定建立以清廷為宗主國的「台灣民主國」，宣布獨立，並推舉唐景崧爲總統。

另一方面，日本任命陸軍大將樺山資紀爲首任台灣總督，由於日方預期將遭遇武力抵抗，所以派北白川宮能久親王率領近衛師團前往。台灣人宣布獨立宣言數日之後，近衛師團於五月二十九日在基隆背後的三貂角登陸，北白川宮的軍隊紮營在澳底後，並沒有遭遇任何抵抗，六月三日佔領了基隆。此一情勢使台北住民民心動搖，總統唐景崧陸續增派援軍，但這些臨時募集的軍隊因地理生疏、薪資偏低、瀕臨飢餓邊緣，加上指揮系統和軍紀紊亂，從前線遁逃的軍人到處掠奪和施暴，使台北陷入大混亂。唐景崧等領導人無法控制局面，最後逃到大陸去。在這種情況下，台北的紳商於是邀請日軍進城，日軍於六月七日，也就是登陸台灣的第十天兵不血刃地進入台北城。當時與日軍接觸、引導其入城的是辜顯榮，辜氏在日本時代協助日人在台灣的施政，後來成爲貴族院議員。

不見流血進入台北城的日軍，開始展開消滅全島抵抗分子的行動。很快的攻下新竹、台中等地，眼看台灣的平定即將成功，沒想到在向台灣南部前進時，即遭到住民頑強的抵抗。日軍兵力擊破住民的抵抗繼續前進後，地方住民仍然不斷逆襲奪回小城市，迫使日軍不得不暫停南進。當時台南仍有黑旗軍猛將劉永福頑抗著。

日本政府對這種意外狀況感到震驚，任命在大連的乃木希典率領第二師團，於十月十一日登陸台灣南部枋寮，北白川宮的近衛師團所屬的混合第四旅團則登陸中部的布袋嘴。第二師團排除住民的抵抗後，於十月廿三日兵不血刃地進入台南城。當時台南的紳商擔心台南重蹈台北覆轍，乃勸劉永福逃回廈門，台灣全島因此平定。十一月中旬樺山總督向日本政府報告平定全台，遠征軍開始撤回日本。

但台灣住民並沒有停止抵抗。後來，抗日運動仍然繼續，由於各地住民蜂起，翌年（廿九年）一月，日本再派混合部隊抵台，軍事行動告一段落，已是當年四月。

軍隊衛生——軍醫堀內次雄的從軍經歷

配屬於近衛師團的三等軍醫堀內次雄在明治廿八年八月從軍，後來成爲台灣醫學專門學校校長，在台灣的醫事、衛生及教育方面貢獻五十年的心血。

堀內配屬於近衛師團混合第四旅團。旅團長是伏見宮貞愛親王，於八月六日抵達基隆，七日進入台北。當時台北流行霍亂，陸軍傳染病醫院住滿了霍亂和赤痢病患，每天上午都有屍體送往火葬場，因爲屍體太多，只能以草蓆捲起，用一根竹竿抬走，就像搬鮪魚一樣。駐紮在市內的軍隊雖然暫時到新庄，當時稱爲海山口的地方避難，但那裏也發生了霍亂，只好借住板橋富豪林本源家。

其後，堀內次雄隨混合第四旅團移動到中部，十月二日從台北出發，搭乘運輸船暫停在澎湖島，然後從台南附近的海岸布袋嘴登陸。當時澎湖島也盛行霍亂，軍醫、官兵先後感染，每天有數十名新患者，其中，只有一位年輕的軍醫負責診療。堀內回憶說，他雖有心幫助，但因爲軍隊在移動中而束手無策。澎湖原是霍亂盛行的地方，馬關條約簽訂前，佔領該島的部隊在船內就發生霍亂病例，登陸後因衛生人員、衛生器材不足、飲水及其他衛生條件不良，以致瘟疫蔓延，幾乎導致全軍覆沒。後來在馬公公園的一角還曾經興建慰靈碑，詳述當時的狀況。

明治廿八年底，堀內所屬的部隊駐紮中部，原以爲戰事已停，可以安心，但因罹患霍亂、瘧疾、赤痢、腳氣等病的士兵逐漸增加，一般軍人雖可因此得到休養，但衛生局人員反而更加忙碌，最後堀內自己也感染熱病，可能是霍亂。堀內臥病在台南安平街道的永固金城堡壘內，同事大部分病死，堀內幸運得救。堀內後來在北斗與彰化之間任職，大部分時間留駐北斗。北白川宮親王在彰化感染霍亂，後來在台南病死。當時彰化衛生狀況惡劣，人人恐懼，所以堀內選擇住在北斗。

後來，新患者逐漸減少，守備隊的工作也因此比較輕鬆。這期間，堀內發現後來許多學者研究，被視爲台灣風土病的甲狀腺腫，他可說是最早在台灣發現這種病例的人。堀內沿著濁水溪上溯內陸，他說：「我想像史坦因(Stanley)在非洲探險大概也是這樣的往河川上游走。」途中遇到落石、激流，沿著荒蕪的山路，終於發現一個部落。該部落稱為集集街，日本統治期間發展成為安定的地區，但當時讓人感到像是進入番地後方一樣。堀內在途中遇到一名罹患甲狀腺腫的住民，在集集街透過挨家挨戶的詢問、調查，發現相當多這樣的患者。

他推測，濁水溪沿岸多甲狀腺腫患者，可能與河水混濁有關，他在採集溪水後分析浮在上面澄淨的水，發現那是硬度很低的溪水。但後來得知喝潔淨水的清水部落和鼻仔頭等地也有許多患者，此外，在林杞埔(今竹山)也如此，所以判斷這種病不光是與濁水有關。

其後，在台灣各地陸續發現屬於風土病的甲狀腺腫，成為台灣醫學界很重要的臨床及研究對象，這種病是台灣征討軍堀內最早發現的。

當時日軍對於台灣地方病具有的知識

明治七年，日本為了報復琉球人被殺，派西鄉從道為都督，率領遠征軍到牡丹社。當時日軍曾經經歷台灣可怕的台灣熱，但詳情並沒記載，只知道淡水有肺吸蟲。台灣熱大概是瘧疾，但也有可能是其他的熱性病。日軍是在這種認識程度的情況下征討台灣。

傷寒雖被當作疾病之一，但戰爭期間沒有充裕診斷的時間，而且當時的醫學知識欠缺細菌學的原因診斷及免疫反應應用等診斷方法。魏達氏(Widal)反應的知識是一年後即明治廿九年(一八九六年)才有的,用糞便培養檢驗傷寒也非常困難,從血液檢驗傷寒病菌的方法是後來才被考慮的。在這種情況下，堀內不時嘗試以穿刺人的脾臟檢查傷寒菌，但幾乎沒有其他的人採用這種方法。明治十七年(一八八四年)，軋夫基(Gaffky)曾經以脾臟穿刺採取血液，研究傷寒菌的培養。或許堀內知道這件事而利用相似方式，在戰爭期間進行試驗。

關於赤痢,由於在志賀赤痢發現(明治卅一年)之前,所以書上記載赤痢是因為阿米巴原蟲引起的。但很多人懷疑這種病或許也有赤痢菌的細菌,緒方正規用相當的苦心去研究赤痢菌後,才有後來志賀潔的發現。台灣征討軍似乎沒有想到有細菌性赤痢的存在。

也有許多官兵罹患腳氣病，原因不明。海軍為了預防腳氣病而供應麥飯，獲得了相當好的成績，因此，認為麥飯和小豆似乎對預防腳氣病效果甚佳。

平定台灣的困難之一，是住民頑強的抵抗，但惡疫和暑熱更使日軍傷透腦筋。明治廿八年五月廿六日至十二月十五日，受傷者有五一五人，戰死者有一六四人，相對的，罹患病者(因病住院者)的有二萬六千九百九十四人,病死的有四千六百二十二人,其中,幾乎全是罹患瘧疾。征討軍首次嘗到了瘴癘之地許多風土病及高溫高濕等的滋味。隨後渡台的大多數官民必須面對不衛生的生活及困難重重的社會情況。

森鷗外的從軍

森鷗外（林太郎）也曾經短期隨軍隊在台灣任職，日後在台北帝國大學醫學部成立時擔任解剖學教授，直到日本戰敗爲止。曾任第三任醫學部長的森於菟是他的兒子。

中日戰爭結束後，從戰地凱旋返日的森鷗外，在明治廿八年被任命爲台灣陸醫局軍醫部部員，他和局長大島久道少將從宇品出發，廿九日抵達三貂角，和北白川宮能久親王率領的近衛師團同時登陸，森鷗外與師團同行，路經基隆，於六月十一日到達台北。十九日組織了總督府的衛生委員會諮詢機構，並開設事務所，同日森鷗外被任命爲台灣總督府陸軍局軍醫部長。當時台灣的衛生狀況惡劣，許多官兵爲瘟疫所困，霍亂也正流行。《軍醫森鷗外》一書的作者山田弘倫（陸軍軍醫中將）表示：「負責應付此一狀況的衛生部員山田秀次被批評爲不積極，森鷗外則抱著平常心耽於讀書，可能因此觸犯了當局的忌諱，於九月二日被免職，轉任軍醫學校校長事務處理（即秘書）。」森鷗外於十月返回東京。他在台北任職期間，漢詩進步很多，他向漢詩泰斗森槐南學生之一的軍醫橫川德郎學習，得到漢詩知識。森鷗外的詩有「昨聞旗鼓鳴貂角，今見龍旗指鳳山」的句子，是吟詠近衛師團登陸三貂角及轉戰南部鳳山的詩，但他本人沒去過鳳山。撰寫後宮信太郎傳《黃金的人》一書的作者西川滿，在書中也提到森鷗外。

新天地台灣

台灣最初的社會狀況

日軍兵不血刃進入台北城十天之後，在明治廿八年六月十七日於城內的舊巡撫衙門廣場舉行始政儀式，踏出統治台灣的第一步。

當時台北人口有四萬六千人，市街可分城內、萬華、大稻埕三地區。根據井手秀和太的《南進台灣考》一書，指出台灣最大都市的狀況，是房舍周圍或院子中流出污水，到處有沼澤，或是人與狗、豬雜居，雖然到處有公用廁所，但都積滿了糞便。當時雖然有清朝劉銘傳巡撫時代（一八八七～九三年）所挖掘的鐵管能夠供應飲水，但住民的水桶非常不乾淨，可見當時居民欠缺衛生觀，而且市內有很多感染惡性梅毒已到第三期的賣春婦。

台北因為有淡水河而發展起來。淡水河發源於中央山脈，下游是新店溪，流貫台北平原。該河交會地點昔日稱為Manka，是番人的船停泊的地方。Manka番語之意是獨木舟，十八世紀中葉以後，即清乾隆年間，才稱為艋舺，這地方逐漸成為漢人聚集的繁華市街。但後來泥沙淤積，從厦門、福州來的帆船無法進入，只能到達下游的新市街大稻埕，大稻埕後來奪走艋舺的繁華。大稻埕顧名思義是曬穀場的意思。

清光緒六年（明治十三年），台灣府設在萬華與大稻埕之間。台灣府四周的大城牆耗費工資二十萬兩，二年峻工。城牆東西寬一千一百六十公尺，南北長一千公尺，厚度四公尺，高度六公尺，設五個城門作出入口，艋舺方面分小南（重熙）門、西（寶城）門，而大稻埕方面分北（承恩）門，另外有東（照正）門、南（麗正）門等。連接東門與南門的城壁外是一片翠綠的水田，一直延伸到被稱做親指山的山麓，其間除了點點散布的農家之外，什麼也沒有，所以城牆並且以鐵城門防範土匪來襲。明治廿九年元旦早晨，連接東門與南門的一角突然傳來槍聲，在城牆樓的木板房子燃燒了起來，土匪突襲東門，和衞兵相互交戰。這種事從前就常發生，日本統治以後仍然繼續。

日本到台灣的門戶是基隆港。基隆最初是個沒有開發而且衛生不良的地方，撰寫明治廿八年九月渡台，後來因挖掘金瓜石的金礦以及從事其他種種事業而發迹的後宮信太郎傳記

——《黃金的人》一書的作者西川滿，對於當時的狀況有以下的記述：

從神户出發後第十六天早晨，可以看見台灣的山脈，高山巍峨矗立在大海之前。豐臣秀吉時代，台灣被稱爲「高山國」，從海上看台灣可説名副其實。當船隻接近台灣，只見海岸線曲折，一個像覆蓋著鳥籠的基隆島，後方有個寬廣的海灣，海灣內側的山腰下有住户二千，在人口二萬人的基隆市街，可以看到赤紅粗糙的台灣瓦片的屋頂相連。船隻無法靠岸，海灣中央有小島阻梗，所以船隻常在這裏拋錨。從右岸乘小舟上岸後，有破陋的鋅板所蓋的小屋，這是臨時搭建的基隆車站。街頭雖然舖有小石子，但凹凸不平，因爲一年之中雨天多，所以路上到處積留了污水。民房用泥土砌成，沒有窗户，即使白天也陰暗漆黑，有著令人噁心的臭氣。肚皮快要觸到地面的豬仔伸長鼻子，在路旁的垃圾堆中尋找食物；在屋後水井洗菜的姑娘旁邊，老婦人正在沖洗便桶。在這種情景下，即使口渴，也不會想喝井水了。

鐵路雖然從基隆通到新竹，但並沒有通到台北以南，可以説只開發到台北而已。火車只有兩節客車，連接了德國製第一號機關車「騰雲」。經常發生火車在途中停止不動，乘客只好下車，在炎熱的暑氣下汗流浹背地從後頭推，火車才又起動，乘客在後追趕，好不容易才跳上火車的情形。

往右看得見磚頭舖造的大稻埕街道，火車抵達了靠近淡水河的德國領事館後面的台北車站。車站的一棟像機關車庫一般大小的粗糙建築物。

堀內次雄渡台

舉行始政儀式後，很多日本人打算在新天地活動，於是來到台灣。其中有後來被稱爲台灣實業界雙璧的後宮信太郎、赤司初太郎，以及官界著名人士。建立了稍具規模的醫療制度後，醫院及診療所的醫師、防疫人員先後到了台灣，其中包括爲台灣醫事衛生奉獻五十年的堀內次雄。

堀內於明治廿七年畢業於仙台第二高等中學校醫學部。當時正是日清戰爭期間，他以一年志願兵的身分在步兵第四連隊受訓三個月，翌年(廿八年)三月被任命爲陸軍三等軍醫。後來擔任仙台預備病院第一分院院長，八月起被分派到近衛師團的混合旅團，在台灣征討軍軍隊服務八個月。這段期間，他親身的體驗，使他瞭解台灣是個衛生條件極差的地方，認爲自己值得在台灣工作和貢獻，於是決心再度渡台。明治廿九年五月他退役返回東京後，決心正式學習細菌學。當時可以學習細菌學的場所，只有北里柴三郎創設的傳染病研究所，他在該所接受了三個月講習。堀內知道明治廿七年北里柴三郎與青山胤通在香港發表關於鼠疫的研究報告，傳染病研究所可以看到從香港帶回來的菌苗培養，而且可以使用顯微鏡做觀察，這也是他想進入傳染病研究所的主因。可是當時細菌學剛剛傳入日本，想接受講習的人很多，很難進到所裏。他等不及，就到東京帝國大學教授緒方正規的衛生學教室，請求剛從德國留學回國的坪井次郎(後來擔任京都帝國大學總長)爲他講學。坪井是比北里晚二年的後輩，他的教室沒有鼠疫細菌，經過周旋，從傳染病研究所得到標本後，才得知鼠疫菌的眞相。這件事對他赴台灣工作初期，在鼠疫流行的防治工作上非常有幫助。

憧憬到台灣的堀內，經坪井的介紹，拜見擔任台灣總督府衛生顧問的內務省衛生局長後藤新平，表明了自己的心願，請求渡台。後藤早就有普及台灣醫事衛生知識、充實醫療機關，在各重要地區設立病院以及設立醫學學校培養醫師等作爲殖民統治重要措施的構想，他對堀內提起這個構想，詢問他對這個構想是否有興趣，堀內回答這些構想正符合他所希望的而被錄用。後藤交代他赴台後準備調查，瞭解是否可以對台灣人實施醫學教育。

赴新天地的人士

當時台北醫院的院長、副院長人選都沒有決定，堀內被錄用爲該醫院的醫師。在後藤局長那裏巧遇川添正道，兩人奉命一起赴台。將川添介紹給後藤的是山口秀高，山口由沖繩病院院長轉任大阪的保險公司醫事局長，比堀內、川添稍晚抵達，後來被任命爲首任台北醫院院長，他將川添介紹給後藤時，說不定已經被內定爲台北醫院院長了。川添正道出任台北醫院外科醫師，後來增加婦產科，成爲婦產科醫長，之後轉任長崎醫專教授，進而成爲慶應大學教授。堀內次雄和川添正道在明治廿九年十月搭乘軍用輸送船興致勃勃地赴台，廿五日從基隆上岸。

十六世紀初期，往中國海北向航行的一艘葡萄牙船的船員，看到右船舷遠方的波濤間浮出一座巨大的島影，有說不出的美，而脫口讚道：「Ilha Formosa」，意指「美麗之島」，這就是台灣在世界通稱「Formosa」的語源。從日本渡台時，一路上只見到玄海灘、中國海等海洋，台灣的高山巍然聳立在大海前。豐臣秀吉時代稱台灣爲「高山國」，從海上所見到的台灣名副其實，這一座高山全島覆蓋著一片翠綠，浮在海上的景色非常美麗。

堀內已經有隨台灣征討軍渡台的經驗，川添則是初次來台，這兩位懷抱開拓精神的年輕人見到台灣的島影時，不知有什麼感慨？

兩人抵達台北時，日本統治台灣已經一年多了，但萬事仍然處在混沌狀態，兩人在大稻埕建昌街找到旅館安頓下來，旅館是台灣舊房子改造成的，只有以布塊區隔房間，在地板上舖上蓆子而已。

羽鳥重郎比堀內等人晚到，明治卅二年渡台，在瘧疾等研究、預防及其他衛生方面留下很好的成績。他到任時，台北已逐漸整頓，宿舍也比較容易找到。抵達台北後，他立刻搬進位於石坊街的糕餅店員工宿舍二樓的房間。台北市街仍和以前一樣，將城牆分爲城內和城外。環繞城外西南的淡水河岸，萬華和大稻埕兩區是台灣人居住的地區，商業繁盛，當時匪賊出沒，到處有許多受害者；郊外則有番人襲擊，以及梟首等，非常危險。城內以官廳爲主，但附近還有靠水牛耕作的水田。由於沒有可充作住居的房屋，日本人開設店鋪時，就改造台灣人的住屋，而且不得不與他們共同居住；官吏則分配有宿舍。明治卅一年赴職的民政長官後藤新平，在官邸完成之前，曾經暫住在一般官吏的宿舍，忍受著起居上的不自由。連總督府官邸也簡陋得像日本鄉下的三等郵局。

以上是根據羽鳥的回憶錄的記載。竹越與三郎所著《台灣統治志》一書，曾記載後藤民政長官指著城內一間陋屋說：「這是我剛到時的官邸。民政長官的官邸尙且如此，就可以知道下級官吏的住處是多麼的狹窄和骯髒。官吏中患病的人很多，這並非偶然。」後來總督府致力營建總督、民政長官及其他官吏的官舍，完成了雄偉的總督官邸和民政長官官邸，這兩處官邸之間有新公園，樹木蒼鬱，百花燦爛。這個地區在後藤任內的明治卅年代仍到處是竹林、草

鼠疫到了最後膚色變黑而死，所以堀內也因為屍體變黑而認為是鼠疫。但也不能僅根據這個特徵就斷定為鼠疫，必須找出鼠疫菌才行。根據北里的報告，是否是鼠疫菌必須從血液檢查出來，但是這個屍體已開始腐爛而無法檢查血清。大略檢查後，發現了許多的水泡。採取水泡標本進行顯微鏡檢查後，發現除了有鼠疫菌的形狀之外，還有類似圓形的東西。鼠疫的重要症狀是淋巴腺腫大，但因為已經腐化很難確定。當時雖然有顯微鏡，但缺乏染色液，堀內認為自己帶來的三、四種阿尼林色素或許可以派上用場，就用這些色素進行染色，卻因為沒有準備革蘭氏液，所以無法進行革蘭陰性或陽性的檢驗。堀內雖然把自己作的標本給川添等人看，因沒有人能夠確定而度過一夜。

翌日又在西門街（後來的榮町）發現病患，傳送書信的腳伕中有三個人有發燒、鼠蹊腺腫大的症狀。依照北里的方法，堀內沒有作淋巴腺穿刺，先檢查血液，在血液標本中發現鼠疫菌。雖然從血液檢查發現鼠疫菌純屬偶然，事實上，鼠疫菌通常是在淋巴腺標本中可發現。

初期的蔓延與檢驗出第一號鼠疫菌

堀內發現鼠疫是很意外的，因為當時不曾聽說台灣有鼠疫侵入。實際上，當年五月安平有類似的病例發生時，台南的衛生課已有報告。根據衛生課的報告，從五月起短短的期間內安平已有四十到五十名的患者，台南也有數十名的患者。當時確認鼠疫的責任不在民間，而是在駐紮於台南的第三旅團的二等軍醫村上彌穗若身上，他個人毫無細菌學的素養，只好從日本訂購當時唯一的 Günter 細菌學的著作，自己研習細菌學。

村上攜帶不全的材料器具到安平檢診，由淋巴液中培養出病原似物體，再託人送請東京陸軍軍醫學校教官岡田國太郎判定。村上送來的細菌，十月在東京醫學會上發表，被確認是和鼠疫菌一樣的細菌，因此台南的鼠疫也是長期被認爲疑似鼠疫。村上軍醫送來的細菌被確認是鼠疫一事，可說是在我國領土上由我國國民之手檢查出來的第一號鼠疫菌，村上的發現使我國決策部門對於鼠疫有了一致的看法，他的功勞在歷史上應受到特別尊重。

防疫措施

台北的鼠疫經由淡水傳入，因爲台北是台灣的政治中心而引起了很大的騷動。三日後，在後來稱爲老松町的地方設立「避病院」。跨過大水溝之後就是農田，農田中有一座廟，借用廟，將病患送入廟院裏。

鼠疫雖然稱爲黑死病，但死去前不一定變黑。堀內日後回憶當時偶然見到因腐化變黑的病患當下認爲是鼠疫，此舉使他最先發現病患者實屬意外收穫。

堀內等人赴任一個月後，松尾知明出任台北醫院副院長，接著山口秀高出任院長，在此之前鼠疫已漸漸蔓延，雖然稱之爲「防疫」，但什麼人有經驗和知識都不知道。內山雅夫並不是醫師，但因爲在東京帝國大學的國家醫學講習會受過六個月的講習，修過細菌學、衛生學，所以被視爲具有新知識的人，而被聘爲檢疫委員，負責調查傳染途徑。當時的情況是，儘管不是醫師，但只要修過細菌學，體格強健、儀表堂堂，就可以成爲部長，正是敢作敢爲的人比較有利的混亂狀態。

衛生方面，雖然民政部門欠缺有力的人，但陸軍方面則有一等軍醫藤田正（後爲軍醫總監、朝鮮總督府醫院院長）頗有才幹，連民政方面的事務也參與。他提出預防鼠疫的須知如下：不赤足、不飲生水、寢具多曬陽光、室內保持清潔和乾燥，時常疏通水溝使污水不淤積等。因當時仍然不知道鼠疫流行的原因，所以預防措施非常幼稚。

鼠疫與老鼠的關係也受到注意。當時還不知道鼠疫是經由寄生在老鼠身上，帶有病毒的跳蚤所傳播的，但已經留意到鼠疫的流行與老鼠有某種關係。從香港的經驗來看，鼠疫流行前後有許多老鼠死亡，轉而觀察台灣是否也有相同的現象發生。不過當時卻有許多豬仔死亡，根據報告，幾天就死了幾百頭豬仔，因此懷疑家畜可能與鼠疫的蔓延有關，所以發表通告如果室內有家畜死亡，必須立刻報告，然後焚毀。過去台灣有吃鼠肉的習慣，罹患鼠疫臨死前的老鼠走路會搖擺不定，容易被捕獲，病鼠被捕食的很多，於是發生吃下病鼠後罹患鼠疫的病例。從這個病例雖然無法判定這些老鼠的疾病是否爲鼠疫，但當局指示所有死鼠必須申報後焚毀，甚至印發手冊，指示防範蒼蠅沾染食物、不接觸老鼠、水缸必須加蓋。台南發生鼠疫時，這些手冊已經發布，但鼠疫仍然蔓延，老松町的避病院不久就住滿了病患，只好將在東門外兵營的舊房舍闢爲第二避病院。這段期間仍陸續發現類似鼠疫的患者，只好在第一避病院內搭建臨時的木板房。日後改建爲博物館的后天宮，每天都爲了驅退鼠疫而祈禱。

明治廿九年十一月以後，總督府停止舉行宴會，另一方面，由民政長官擔任檢疫委員長，組織委員會施行各種防疫措施。

緒方正規、山極勝三郎等人渡台

由於鼠疫病患仍然不斷出現，又沒有具體可靠的預防方法，所以必須徵詢專家的意見，於是透過拓殖務大臣邀請東京帝國大學教授緒方正規、副教授山極勝三郎進行細菌病理和臨床調查。同行者包括助手橫手千代之助，病理助手金森辰次郎，以及在大學預科與前述軍醫學校教官岡田國太郎同窗的永田謙三等人。永田氏後來留在台北，進行老鼠的檢查。

明治廿九年十二月，緒方一行人搭乘小樽丸到台北，在台北小南門的外側搭建一間小木板房當作鼠疫研究所，這地方後來長期作爲衛生試驗室。堀內和川添從事鼠疫的防疫工作，並且在第一避病院擔任臨床工作，堀內負責內科，川添負責外科。緒方等人來台後，堀內則在小南門的研究所擔任助手，協助調查研究。

當時緒方等人住在名爲淡水館的俱樂部，俱樂部位於後來的總督府廣場上。很諷刺的是，當緒方一行抵達台北時，病患也逐漸減少，所以只取得供作研究用的屍體三具。山極主要是以肉眼和顯微鏡研究組織的病理變化，緒方則依照北里的主張，先檢查入院患者的血液和尿液，並檢查蓄膿現象。由於大多是恢復期的患者，所以沒有發現病原菌。

鼠疫發生後有很多老鼠死亡，堀內等人對死鼠進行檢驗，顯然發現了類似鼠疫之物，但比北里菌稍微短厚，而且皮膜也較薄。做動物實驗的結果，發現土撥鼠、老鼠都因爲感染這種細菌而致命，但所知僅止於此，老鼠雖因此致命，但是否會感染人類就不清楚了。雖然有必要判斷這種細菌是否與人類的鼠疫有關，但他們卻束手無策，當時還沒有發現檢驗復原期病患的血清和細菌之間的免疫反應來決定病原菌的方法，魏達氏(Widal)反應已漸漸被使用，但從沒想到將其運用在鼠疫方面。

緒方等人聽取堀內等有關調查老鼠的經驗談，決定檢驗老鼠，將被捕的病鼠或已死的老鼠，用報紙包裹後，帶回研究室，打開時，發現冷硬的死鼠身上有許多跳蚤跳出。緒方等人將跳蚤收集在試管中，用昇汞水沖洗外面，將跳蚤磨碎後接種在動物身上，結果確認動物會因此致命。根據這個實驗，緒方等人認定老鼠的疾病和人類相同，都是鼠疫，可以說附著在老鼠身上的吸血昆蟲——跳蚤是媒介體，把病毒傳給了人類。

緒方等人於十二月底在淡水館集合了有關人員，解說調查經過的大要，幾天後返回東京。繼緒方、山極之後，明治卅一年五月，內務省臨時防疫事務官志賀潔來台進行鼠疫病原的調查和試驗血清療法。其後，東京帝國大學的坪井次郎教授攜帶自製的血清來台研究。坪井是堀內從軍隊退役後，在緒方正規教室接受教導細菌學的人。後來，在日本最早檢驗出鼠疫菌的軍醫學校教官岡田國太郎渡台，探究鼠疫侵入的途徑及傳染經過。就這樣，台灣的鼠疫流行引起日本學界人士的注意。

由於已經知道鼠疫流行的相關原因，所以明治卅年爲了預防，在曾經遭受鼠疫侵入的各個地方開始注意老鼠，翌年(卅一年)在香港舉行的衛生會議上也確認老鼠是最主要的媒介，於是衛生局展開捕捉老鼠送局有獎、收購老鼠的運動。明治卅四年一月，頒布法令，獎勵捕鼠，並印發處理死鼠須知，翌年(卅五年)施行捕鼠收購規則。

鼠疫流行的市街軼聞

西川滿在《黃金的人》一書中，記述了鼠疫流行市街的軼聞。

明治卅一年八月，強烈暴風雨襲擊台北，造成洪水氾濫。接著是鼠疫的流行，標示有鼠疫的黃旗到處林立。穿著白色預防衣的隊員手提裝有消毒液的桶子，如果發現新病患就立刻消毒其住處的周圍，並且圍上繩子隔離。

罹患鼠疫的老鼠到處跑竄，信太郎在只有六疊的小房間裏休息時，聽到後面陽台傳來聲音，前去查看時，發現走路搖擺的老鼠，可能已經感染了鼠疫。臨死前的老鼠依靠本能知道有水的地方，走近裝有井水的桶子，但已經沒有力氣爬上水桶，爬了兩、三步就氣絕死亡，整個過程只有一瞬間。他告訴從樓下上來的妻子，妻子說著：「死了呀！」然後用手捉住老鼠的尾巴，信太郎提醒她老鼠罹患鼠疫，妻子竟不介意地說：「等一會兒手會洗乾淨。」就把死老鼠丟到樓下的水溝裏去了。

這是有關後宮信太郎夫人的傳聞，由此顯示，當時許多家庭對於鼠疫的無知和漠不關心，導致鼠疫蔓延。

高木友枝的履任與防疫的強化

明治卅五年六月，高木友枝到任，他是繼已經辭職的山口秀高在三月同時被任命為台北醫院院長、醫學校校長、總督府技師等職位。高木在明治卅二年起，當阪神地區流行鼠疫時，被任命為臨時鼠疫預防事務局顧問，致力於鼠疫的預防工作，在來台就任之前已經有鼠疫防疫的實際經驗。

就任後，高木認為有必要立即強化防疫作業，在民政部警察本署設置臨時防疫課，專做鼠疫防疫事業，並兼任課長，同時組織臨時防疫委員會，並擔任幹事。他巡視各地，督勵防疫工作。在觀察期間，感染的危險性極大，高木回憶：巡視鹽水港時，住在台灣式的旅館，正好碰見隔壁鄰居搬送鼠疫病患，另外，當寄宿主人從壁櫥取出寢具時，也親眼見到鼠糞掉落，因每天在這般危險地區出入，所以當一天工作完畢回到旅館時，他安慰自己「今天總算平安無事」。

大稻埕一帶是鼠疫巢窟，高木判斷不久會蔓延到城內，於是訂定計畫在北門外側挖掘大水溝，他認為如果挖掘足以阻斷大稻埕的老鼠通過的大水溝，自然可以限制鼠疫的蔓延。至於效果如何，並沒有記載。但大稻埕居民戰戰兢兢，看到老鼠像看到死神一樣，常常導致交通中斷，業務一時停頓下來。當時，台北一地因鼠疫死亡的就多達一千三百人。大稻埕老鼠數量之多，從大正三年，住在北門外街的西川滿家，每天可用捕鼠器捕捉到一、兩隻的情況可以得知。手提著老鼠到派出所，可換得五錢。

關於預防鼠疫，自總督以下每個人都全力以赴。羽鳥重郎的回憶錄中，記載了一段有關兒玉源太郎總督的軼事。

明治卅七年，小南門的實驗室屋頂出現死老鼠，導致實驗室的一名工友感染死亡，這是處理死鼠造成的公務感染，全體職員更是廢寢忘食的致力於防患鼠疫。有一天，門鈴響了之後，有三、四輛人力車進來，原來是兒玉總督在山口副官的陪同下來視察實驗室，全體員工對突來的視察都十分惶恐，兒玉對急忙搬出的椅子視若無睹，立刻進入充溢鼠屍味道的房間，一邊視察鼠疫、瘟疫標本，一邊用專家的口氣向副官說明：「你看，這是鼠疫菌。」「這是寄宿在紅血球內的瘟疫原蟲。」「傳染瘟疫的蚊子叫瘧蚊(Anopheles)，停息的姿勢和普遍的蚊子不一樣。」然後在員工驚愕的表情下，命令車夫「卡緊」(台語，趕快之意)，驅車前往傳染病院。

雖然致力於鼠疫防範，仍無法杜絕鼠疫的流行，原因在於台灣和對岸的帆船做貿易，使得來自淡水、鹿港、安平港的病菌侵入台灣北、中、南部，而無法根除病原，最後終於在大正六年杜絕該病。在這二十二年間，病患總數多達三〇一〇一人，死者高達二四一〇四人，每年的病患人數如附表。一直到明治四十二年爲止，鼠疫的流行每年都很嚴重，後來漸漸減少，到大正六年，病患才不再出現。嘉義廳朴仔腳支廳所在地是蔓延最嚴重的地方，直到最後仍受病毒的困擾，但因爲大正六年患者不再出現，翌年(七年)二月廿六日舉行慶祝會，慶祝消滅鼠疫。

鼠疫病患歷年發生狀況

	患者數	死者數
明治 29 年	258	157
明治 30 年	730	566
明治 31 年	1,233	882
明治 32 年	2,637	1,995
明治 33 年	1,079	809
明治 34 年	4,499	3,673
明治 35 年	2,310	1,855
明治 36 年	886	709
明治 37 年	4,500	3,374
明治 38 年	2,398	2,100
明治 39 年	3,272	2,609
明治 40 年	2,590	2,242
明治 41 年	1,270	1,059
明治 42 年	1,026	848
明治 43 年	19	18
明治 44 年	380	334
大正 1 年	223	185
大正 2 年	136	125
大正 3 年	567	488
大正 4 年	74	66
大正 5 年	5	4
大正 6 年	7	7

發生鼠疫二十二年來，因爲該病殉職的醫療人員有：明治卅年三月駐紮台北縣海山陸軍部隊軍醫松本和看護松本的軍醫近藤，明治卅一年十二月台北避病院院長太田國太郎與醫務助手、護士罹患肺鼠疫而殉職，明治卅二年十二月台北醫院護士長田村梅子也因肺鼠疫而病亡，明治卅三年二月台北衞戍病院軍醫小池也病亡，由於小池生前研究鼠疫，其友人鵜飼二郎整理了他的論文，出版《鼠疫病研究》一書，明治卅六年朴子腳的朝野民造公醫也在從事防疫中罹病殉職。

風土病概說

台灣除了有鼠疫、傷寒、赤痢、霍亂、天花、流行性腦脊髓膜炎、瘧疾、秋恙蟲病等急性傳染病之外，還有各種寄生蟲病、蛇毒、結核病、癩病、梅毒、精神病等等蔓延著，各地也發現各種皮膚病、地方性甲狀腺腫等。總督府統治台灣人以來，對於上述疾病的防治不遺餘力，逐年收到了成果。此外，鴉片的危害也頗爲嚴重，由於當局的努力，吸食者亦逐漸減少。

和這些疾病苦鬥的醫學者也建立了輝煌的業績，詳情可見丸山芳登所著的《日治時代留下的台灣醫事衛生業績》一書。在此除前面所說的鼠疫和後文要敘述的散發性發疹熱之外，也略述了幾種疾病。

瘧疾

明治廿九年(一八九六年)，總督府的英國技師巴而頓(W. K. Burton)建議建造二樓住宅，臥室設在二樓，如果不是二樓的建築物，就提高床鋪，讓房子通風。當時還不知道瘧疾是經由蚊子傳播，而採信所謂瘴氣說，認為是地面產生毒氣而發病。知道瘧疾由瘧蚊(Anopheles)傳播，是在台灣成為日本領土兩年後的明治卅年，由 Ronald Ross 確認，明治卅二年 Manson 用人體作實驗進一步證實。

明治卅二年到日本出差的堀內次雄，從名和昆蟲研究所取得瘧蚊幼蟲，帶回台灣，在醫學會展出後乃初次於台灣見到。在這段期間，木下嘉七郎著手進行瘧蚊研究，在明治卅四年發表第一篇台灣有瘧蚊存在的報告。羽鳥重郎也開始在台北蒐集、調查瘧蚊，偶然在試驗室一角的積水中發現瘧蚊的幼蟲，孵化後發現是新品種，於是暫命名為台灣瘧蚊。明治卅五年發現四日熱瘧疾原蟲，明治十一年十月森下薰在《動物學雜誌》發表關於〈台灣產瘧蚊〉一文，這是根據羽鳥重郎、都築甚之助、英健也、宮島幹之助、小泉舟、山田信一郎、森下薰等研究確定的種類，計有十四種以上，後來還發現了新種類。

關於瘧疾的研究，明治卅六年(一九〇三年)利用台灣地方病傳染病調查會委員宮島幹之助訪台的機會，召開了瘧疾研究會。翌年十一月，台灣醫學會第二次大會以瘧疾作專題，台灣各地共有七篇論文發表。

木下嘉七郎於明治卅八年爲了研究瘧疾赴德國留學，回國後致力於瘧疾防遏工作，成效顯著，他未來的成就本爲大家所看好，可惜以三十六歲英年早逝。之後，羽鳥重郎繼續其研究和預防工作。

大正二年（一九一三年）總督府公布瘧疾防遏規則，內容主要是根據北投、阿猴（屏東）、鳳山等地的基礎實驗資料檢查並治療帶原者，對媒介瘧疾的瘧蚊發生的沼澤、貯水地、排水溝等進行整理和施放藥劑則爲其次。配合消滅瘧蚊的工作規定，接著進行全島性抽血檢查出帶原蟲，讓患者服用奎寧進行治療。繼小泉舟之後，赴台灣的是他的幫手森下薰，爲了調查脾腫比率和瘧蚊，幾乎走遍全台灣，甚至深入許多番社。他說：「我在台灣期間，一直都在從事這些調查。」他對瘧疾的防遏貢獻很大。

此後，瘧疾的研究偏重在瘧蚊、原蟲等的基礎研究，以及臨床、預防等各方面。明治四年，總督府中央研究所設置瘧疾治療實驗所，進行增強柯霍(Rober Koch)法的基礎研究及有關瘧疾的臨床、治療研究。該所的領導人是小田定文、宮原初男、並河汪、石岡兵三等人。

台灣因瘧疾而死亡者，明治卅六年爲一三五四四人，大正五年（一九一六年）以前有一個月超過一萬人的紀錄，居死亡原因第一位。其後因爲防遏措施奏效，死亡人數顯著減少，但仍是台灣地方病中死亡人數最多的疾病。

瘧疾的預防收到了一定程度的成效，都市地區幾乎不再發現新患者，這是木下嘉七郎、羽鳥重郎、小泉舟、森下薰等人，以及他們的幫手的功勞。但山地和農漁村地區因爲慢性瘧疾造成脾腫的人數仍很多，戰時疏散到鄉下，罹患瘧疾者也爲數不少。羽鳥重郎的自傳中，也表示明治廿年他疏散到內湖時曾罹患這種疾病。

昭和十五年（一九四〇年）著者爲日本內科學會總會、日本傳染病學總會聯合會收集「瘧疾的臨床」資料時，因爲在台北及其他都市發現病患有困難，所以前往台灣南部的屏東近郊、東海岸花蓮港等地收集研究資料。當時除了與森下薰共同製作《瘧疾的基礎與臨床》的影片，在學會會議上放映以外，森下也在其他的學會演講，另外在中日戰爭時還攜帶到泰國在各地演講時放映。

日治時代雖然在台灣盡全力防遏瘧疾，而且成果顯著，但還是不能完全撲滅瘧疾。戰後台灣脫離日本的統治後，使用DDT徹底消滅瘧疾，瘧疾因而絕跡。後來實施每發現一個瘧疾病例即可領到獎金的活動，台灣可說是世界防遏瘧疾成功的典型。從事防遏工作收到成效的主要人員，是曾經在台北帝大醫學部和醫學專門部熱帶研究所學習瘧疾學，並接受實際防過訓練的醫師和醫校學生們。

霍亂

霍亂曾流行了幾次，尤其大正八、九年（一九一九、一九二〇年）的流行最嚴重。大正八、九年，霍亂從中國、朝鮮傳到日本內地，廣泛流行。大正八年台灣流行霍亂，是中國大陸船客帶進病源，在台北、台南、澎湖各島等地流行，患者三八三六人，死者二六九三人。翌（九）年，從前感染的帶菌者是流行的根源，霍亂再度流行，但限於台中以南的西部地區。

壁島爲造確認了霍亂菌因，在血清學上性狀的不同，是因菌苗引起，而進行菌型的分類。著者當時在傳染病研究所負責做從各流行地區送來的菌苗分類，發現澎湖島菌苗和台灣菌苗屬於異型。

到昭和十六年（一九四一年）爲止，發生六次出現在局部地區的幾名患者，由於防遏陣容堅強，僅有幾個人罹患，後來完全絕跡。太平洋戰爭期間，雖然高雄地區流行，但因爲預防得當而沒有擴大。

傷寒、副傷寒

明治卅六年（一九〇三年），堀內次雄在台灣最先檢驗出副傷寒B菌，四〇年（一九〇七年）黑川嘉雄檢驗出副傷寒A菌，確定爲出現了副傷寒疾病。

台灣傷寒流行到明治卅八年（一九〇五年）爲止，每年罹患者在兩百名以下，大正元年（一九一二年）起迅速增加，後來突破一千名。傷寒大多發生在都市，特殊的是，日本人的罹患率很高，所以認爲是飲食和生活方式不同所致，但也可能台灣人患者有很多沒被發現。根據總督府衛生課技師曾田長宗的報告，台北州細菌檢查所從明治四年到十二年，在台北市內申報的台灣人死亡診斷書和屍體檢驗書中，抽檢申報其他病名而疑似傷寒的屍體有四〇五九具。經採便、細菌檢查的結果，發現六十二人帶有傷寒菌，三十七人帶有副傷寒，合計九十九人，占抽驗檢查個案的二・五%，由此可以推斷，病患調查數字並沒有隱匿的患者。

防疫措施的特殊作法，是爲防止欠缺衛生知識的勞工等帶菌者成爲蔓延的根源，決定將他們隔離，所以在大正十三年（一九二四年）建造公營住宅收容健康的帶菌者，每天給予固定的生活費，保障他們的生活。這一種作法，無論在日本或世界各國都沒有類似的例子。

總督府衛生課長技師下条久馬一和曾田長宗將傷寒菌分爲十二型，透過菌型的查明而追究病患感染的途徑，對防疫有極大的幫助。

赤痢

台灣有阿米巴赤痢的地方病，稱爲台灣赤痢，多見因此的肝膿瘍。台灣征討軍雖爲赤痢苦惱，但當時還沒有確認是細菌性赤痢。明治卅六年，海軍軍醫田代豐吉郎在澎湖馬公發現異型菌，是在台灣檢驗出赤痢菌的開始。赤痢雖不像霍亂那樣盛行，但根據報導，自明治卅七年(一九〇四年)到昭和十六年(一九四一年)間，罹患細菌性和阿米巴赤痢者每年約一百至六百名，一年死亡人數最高達兩百名以下。

流行性腦脊髓膜炎

堀內次雄、蒲池佐惣太最早提出台灣這種病的報告。大正七年這種病大爲流行，九年一月死灰復燃，從台北蔓延到各地。隨後二十幾年仍發現若干患者，尤其是大正十二年四月，今上天皇(昭和天皇)，也就是當時的皇太子，來台視察中央研究所、醫學專門學校前夕，這種疾病正大爲流行，使得當局非常緊張。

天花（痘瘡）

明治卅九年（一九〇六年）一月，總督府公布台灣種痘規則，除了每年定期舉行第一次種痘之外，還在痘瘡發生地區對住民施行臨時種痘。兩年後進而仿日本內地的例子，在兒童十歲時施行第二次種痘。天花流行時，患者突破五百人的，僅見於大正九年（一九二〇年）。種痘使用的疫菌最初從日本國內輸入，大正時代起則由中央研究所衛生部製造，完全自給自足。熱帶醫學研究所設立後，利用台灣水牛製造疫苗，除了供應台灣島內的需求外，也供應中國大陸。此外，長野泰一也著手製造乾燥痘苗。

秋恙蟲病

由於這種病發生在未開墾地區，所以最初並沒有留意到它的存在。明治四十一年（一九〇八年）在花蓮港廳的帕特蘭番社設置警備線時，工作人員罹患疑似傷寒的熱性病。中川幸庵等人暫時稱之爲無名熱病，而民間則俗稱爲帕特蘭熱或木瓜熱，因爲在木瓜溪畔也發生這種病的關係。後來加藤信平、佐野熊翁等人發現各地都有這種病，大正三年（一九一四年）討伐太魯閣番時，征討隊員及關係者有許多人罹染此病，指揮討伐隊衛生班的羽鳥重郎對此病進行臨床及傳染病的觀察，於大正四年一月在台灣醫學雜誌以發疹性腺腫熱的病名發表，並指出此病酷似新潟地區的秋恙蟲病。

這是在台灣初次確認此病，後來經過研究，確定眞的有傳播染病的赤蟲存在，並發現赤蟲除了寄生在鼠類外，也寄生在鴨子、野鳥、貓、狗、水牛等身上，對於預防此病又增加了新知識。台灣的秋恙蟲病引起學界的注意，大正九年(一九二〇)新潟醫大的川村麟也、山口正道到台灣，確立了新潟的秋恙蟲病毒和台灣的秋恙蟲病毒之間的交叉免疫。昭和五年(一九三〇)千葉醫大的緒方規雄在花蓮廳吉野村從接種患者血液的家兔睪丸檢驗出立克次蟲。此後，有許多學者繼續研究台灣的秋恙蟲病。

由此得知，這幾乎是分布全台的風土病，尤其是南部地區及澎湖諸島最多，但病毒較日本國內弱，死亡率低，根據報告，日本國內死亡率爲三一・五%到三六・八%，台灣則爲一〇・七%。

登革熱

漢名爲斑疹，歷史記載淸代曾在台灣流行。明治卅五年十月，堀內次雄調查了在新竹地區流行的熱性病，證實是登革熱，這也是在日治時代首次的發現。大正、昭和年間一再地在地區或全島發生。其間，大正五年五月到十月曾經大爲流行，小泉舟、山口謹爾、殿村京造等人一起進行動物實驗、人體實驗，確認了是血中的病毒，增進了關於感染試驗、免疫期間等方面的新知識。太平洋戰爭期間，登革熱也曾流行。

寄生蟲

明治十二年(一八七九年)，英國醫師 Ringer 在淡水解剖屍體時，偶然從患者的氣管檢驗出肺吸蟲，首次發現台灣有肺吸蟲。這種病的人體感染途徑一直不明，中川幸庵到總督府新竹醫院任職後，致力查明該病的傳播途徑，大正三年(一九一四年)確認流經竹東郡番人部落的溪流裏的蟹是第二中間宿主，河溝中的河貝子是第一中間宿主。關於這種病的感染途徑，横川定斷定，存在蟹中的大小兩種被囊幼蟲中，大的是本蟲幼蟲，進入人體後在被囊幼蟲的小腸內脫囊，穿過消化管壁進入胸腔內，由肺肋膜進入肺，横川主張治療以依米丁(emetin)與普浪多息(prontosil)並用法比較有效。關於本病的蔓延程度，根據中川幸庵的報告，明治卅三年(一九〇〇年)以後的十三年間，新竹醫院內科門診患者中六・七%爲診病患者。此外，松尾峯太郎、衣笠勝等人也指出新竹州內患者很多。

在中川幸庵的指導下，鈴木外男、大井司等人都提出肥大吸蟲存在的報告。此外，十二指腸蟲、蛔蟲、鞭蟲等一般腸中寄生蟲，也頗見蔓延。橫川定於大正元年(一九一二)發現新吸蟲，命名橫川吸蟲。昭和四年(一九二九年)高橋昌造確定有一種河貝子，是橫川吸蟲的第一中間宿主。

鴉片對策

後藤新平擔任總督府衛生顧問後，立刻提出有關鴉片制度的意見書。明治廿八年(一八九五年)九月，開始禁止軍人軍屬吸食鴉片。翌年二月，嚴禁從島外輸入鴉片，三月為了精練分析鴉片而設立製藥所。明治卅年二月，公布台灣鴉片令，鴉片煙膏和鴉片粉末由專賣局銷售，禁止私人製造或輸入，經醫師檢診確定是煙癮者發給證明，特准吸食。鴉片煙膏之所以稱為鴉片煙膏是因為鴉片初為泥土狀，煮熟後變成糊狀的關係，有煙癮者指的是食鴉片者。根據明治卅三年九月底的統計，鴉片吸食者的確定人數是一六九〇六三人，占全人口的六・三%。昭和五年(一九三〇年)修訂鴉片令，對有煙癮者施以治療讓他戒煙。從一月起，設在台北市大稻埕的治療所全院開始進行治療工作，總督府各醫院也備有治療設施，收容若干患者。

戒煙對策自此開始收效，昭和九年三月戒煙不再吸食者為一五四三四人，鴉片銷售量，明治卅三年是二〇〇九二七公斤，昭和八年減少為一九八七九公斤，是最初的十分之一。特

創設醫療設施和改善都市環境

日本入領前的文化和醫療

十九世紀末台灣最早的文化都市台南，當時的人口約四萬餘人，英人 Montgomery 在一八八二至一八九一年台南海關報告指出，台灣人的教育程度低落，書中記敍：

教育程度很低落，居民的學識淺薄。因爲大部分的移住民，是勞工階級和從勞工轉業的商人，他們每天爲生活奔波，沒有時間讀書，追求財富的商人，則沒有餘裕爲學問操心。在中國大陸靠文化謀生的讀書人，在這裏沒有地位。農民和苦力連初步的教育也不曾受過，商人雖可以讀寫，但知識程度限於簿記和商業書信，超越這個範圍的人很少。

文學和藝術遭到敵視，不能紮根。百分之九十的男子是完全文盲，女子更是愚昧無知。

由於情況如此，所以欠缺具有近代醫學經驗的醫師，民衆患病，就依賴沒受過嚴格訓練的漢醫，參拜神廟燒香抽籤，用抽到的籤號換取已準備好的同一號碼的處方，拿到藥草店取配方服用。當時每年從中國大陸進來很多移民，因爲居民的死亡率非常高，如果沒有新移民來，實際的人口就會減少。一八八四年中法戰爭時，來台的提督也感嘆基隆是東亞海岸中最不衛生的地方。以前台灣的漢醫中雖有林元俊、徐厥纘等名醫，但庸醫較多。一八八七年(清光緒十三年)初設官醫局，雇用西醫漢森(Hanssen)診療患病的官吏。各軍隊設有官藥局，後來改稱養病院，讓軍人休養治療，另外也爲一般民衆設置官立的醫療機構。

和基督教育有關的西醫進入台灣，最早的是一八六五年五月來台的馬雅各(Maxwell)，他偕同助手黃嘉智從厦門來台，在台南門外看西街租屋，同年六月開始傳教及做一般診療。因證實瘧疾因瘧蚊傳播而出名的曼森(Manson)醫師，一八六六年曾在高雄行醫。

一八七一年十二月，曼森迎接加拿大長老教會派遣的傳教士馬偕(Macay)從厦門來高雄。翌年三月，馬偕經海路從淡水上岸，開設長老教會，在台灣北部傳教並從事診療，馬偕爲了傳教，外出時脖子上掛起藥箱，主要診療齒科和眼科患者。他同時對博物感興趣，蒐集各種動物、植物、鑛物等，家裏像博物館的陳列場一樣。他於明治卅四年五十九歲去世後，後繼者在台北經營醫院，成爲衆所皆知的馬偕醫院。此外，早馬偕三個月到台的甘爲霖(Campbell)醫師則在台南傳教和診療。一八九八年拉西爾(Russel)醫師在彰化附近的岸裏大社，把教堂改做醫院，成爲後來的彰化街基督教醫院。

日本領台後的明治廿九年(一八九六年)，蘭大衛醫師來到台南，不久移往彰化從事診療，聲名大噪。他從二十六歲到六十七歲從事診療工作，長達四十年，擅長骨折、化膿的治療，甚至不惜把愛妻的皮膚移植給病人，而傳爲美談。

總督府醫院診療所的設置

入領台灣後，政府最先致力於衛生行政。明治廿八年六月在大稻埕設立台灣病院，七月總督函請東京的台灣事務局總裁遣派醫師十名、藥劑師九名、護士二十名，開始診療工作。台灣病院後來改稱台北醫院，在柊牧場旁邊建新的房舍，成爲台灣總督府台北醫院，是台北帝大附屬醫院的前身。

由於全島衛生狀況惡劣，總督府緊急地在各地成立醫療設施。明治廿九年五月，台北、台中、台南三縣先後開設醫院。六月，因各地方首長陳情，於是在淡水、基隆、新竹、宜蘭、鹿港、苗栗、雲林、埔里、嘉義、鳳山、澎湖島設立醫院，在恆春、台東設立診療所。翌(卅)年五月，制定獨立的醫院官制，擴充規模。

後藤新平於明治卅一年就任民政長官的同時，立即進行積極的政策，先改善醫療設備，六月修訂台灣總督醫院官制，他的官設醫院原來由地方行政機關管理，後來轉歸總督府直轄，加速進行改善各種設備。

明治卅一年十月總督府直轄的院長分別是：台北醫院—山口秀高，新竹醫院—高柳元六郎，台中醫院—馬場珪之助，台南醫院—相沢新五郎，嘉義醫院—鵜飼碧汀，宜蘭醫院—米田昌英，澎湖醫院—沢田惣五郎，明治卅二年新設基隆醫院—高柳元六郎，鳳山醫院—鵜飼碧汀，台東醫院—橋本源太郎，全島的醫療設施終於完成。院長的人事也有異動，台南醫院院長長野純藏日後成為台北醫院院長，十分活躍。明治四十三年開設花蓮醫院，該院院長中川幸庵是後來發現肺吸蟲中間宿主，對學界貢獻很大的人。翌年(四十四年)鳳山醫院改稱阿猴醫院，大正三年(一九一四年)開設打狗(後稱高雄)醫院。

特殊的婦女醫院制度

日治時代初期的醫療設施中，較特殊的是官立婦女醫院制度。因為台灣婦女不喜歡到有男性病患的醫院裸露身體，所以另為婦女設立醫院。另一方面，也考慮經由區隔，比較能夠仔細檢查，或許可以發現台灣婦女特殊的疾病，所以特設專門診視婦女的醫院制度。明治四十年（一九〇七年）這類醫院有：台北廳立艋舺（後稱萬華）婦人病院，院長川添正道，翌年換為尾見薰，基隆廳立婦人病院（院長栗原金彌），鳳山增設廳立婦人病院（院長芳沢鷹之助），明治四十二年分別設立台中廳立婦人病院（院長安田秀里），嘉義廳婦人病院（院長加藤信平），台南廳立婦人病院（院長栗原金彌）等，這些婦女醫院院長都由各總督府醫院院長或醫長兼任。

這些官立婦女醫院開設期間短暫，不久就被廢止，但這種特殊設施的成立，顯示了在醫療上，有必要區隔台灣人和日本人不同的風俗習慣和感情。

台北醫院草創時期

統治台灣初期設立台北醫院，從當事人的回憶中，可以想像情況相當混亂。堀內次雄和川添正道在明治廿九年十月到台北醫院任職，院長山口秀高和副院長松尾知明則晚了約一個月到任。在鼠疫流行引起大騷動之際，堀內和川添以醫生身分為臨床和防疫到處奔波。青木大勇後來成為長崎醫專的教授，他於明治三十年十一月出任川添醫師手下的外科醫員。根據他的回憶，當時雖稱作官立醫院，實際上是把大稻埕建昌街一棟粗陋的民宅修繕後改建的野戰式醫院。

明治卅年，設醫師講習所。院長山口秀高是個志氣高昂、有理想的人，副院長松尾知明是有大將之風的內科部長，外科主任是川添正道，研究室主任堀內次雄，專門負責細菌、血清方面的工作。此外，內科有富士田割平，眼科有瀨尾昌索，婦產科有加藤信平。住院病患數十名，門診患者近兩百名，醫師們因患者的不潔和混雜而倍極辛勞，根本無法作學術研究，每天疲於奔命。

在外科技術方面，當時因仍是匪賊橫行的時代，每天為槍傷患者施行手術，並切挖五、六個拳頭大的台灣橫痃，方法雖然粗暴，但對醫術卻相當有自信。有一次，警察因為被匪賊打中大腿造成複雜性貫穿槍傷，被送來門診，正好婦產科醫師加藤信平值班，就拿起手術刀為患者手術，但溫和的加藤看到大量的血，竟發生貧血頭暈現象，堀內於是以預備軍醫的氣魄，代替加藤操刀進行切除手術，由於不專門，手術進行得並不順利，最後找來外科的青木醫師，飯後一杯下肚，心情頗佳的青木，終於完成手術。由此可知，草創時期同事之間同心協力，心情愉快的工作情形。

山口院長是個大人物，注重大事不拘小節，手下的年輕醫師也都抱著開拓者的精神，聚集在很多事情還沒有就緒、草創期的殖民地台北，所以可以想像他們行動的活躍和生活的奔放。

堀內次雄沈浸於讀書，沒有加入喜好遊樂的伙伴行列。山口院長對他說：「這樣不行，把這些錢拿去喝酒。不可以買書，拿去喝酒。」給了他一包錢。但這位豪放、銳氣的山口院長最後也肯定了堀內的認眞，告訴其他同事不要打擾他，遊樂時也不要引誘他。稍後赴任的羽鳥重郎也是一位喜歡讀書的人，他住在石坊街一家製藥廠的宿舍，因爲那裏聚集單身漢，常被歌舞酒宴的喧鬧聲所困擾。

明治末年的台北醫院

明治卅五年（一九〇二年）醫學校有了第一屆畢業生。六月，高木友枝就任醫學院院長兼醫學校校長，原本在基隆海港檢疫所從事鼠疫、霍亂等檢疫工作的吉田坦藏，同年八月轉任台北醫學院醫務囑託。當時，醫學校副教授堀內次雄正熱中於研究傳染病，尤其是鼠疫，吉田日後擔任醫學校內科學副教授，他繼堀內之後留學德國。

台北醫院陣容逐漸充實，內科醫長松尾知明是明治廿六年（一八九三年）的東京帝大畢業生，與台北帝大醫學部教授杜聰明師事的京大教授森島庫太同期。內科方面，由衞戍病院附山口弘夫一等軍醫擔任特約醫師，吉田坦藏也是該科兼任醫員之一。外科醫長由特約醫師鈴木一等軍醫兼任，婦產科醫長由川添正道，耳鼻科醫長是岸一太，眼科醫長由特約醫師山川義夫兼任。上述醫長都由醫學教授或特約醫師兼任各科教授。

當時的台北醫學院後來成爲大學附設醫院，在內科部東側有一棟稱爲研究室的平房，凡是細菌培養、動物實驗、顯微鏡檢查、化學試驗、解剖檢查等都在這裏進行，醫學校的解剖、病理組織和病原微生物等的檢查也在這裏進行。後來陸續建新建築物及擴充內部設備、充實人事等。

公醫制度

總督府醫院成爲各地的醫療設施，但在第一線直接從事住民診療的醫師很少。台灣有漢醫，由於其資格和診療能力處在毫無規則的放任狀態，因此明治卅四年（一九〇一年）總督府制定了執照制度。第二年開始停止發給新醫師執照，俾使醫生逐漸減少，以嚴格管理醫師品質，預防弊害。結果是，不得不多培養從事醫療的醫師。因此民政長官後藤認爲，必須創設醫學校招收台灣人，並施以近代醫學教育，培養足以指導民衆衛生和從事診療的醫師。這項措施需要時間，比較重要的是儘快把現成的醫師送到各地。因此，後藤開創了公醫制度。

後藤的構想，可從明治卅四年九月他在公醫會的講演中瞭解，從外國的殖民地政策來看，都以宗教作爲統治的輔助，利用人性的弱點傳教，解其迷惑、統一人心。由於我國還沒有明確的宗教，所以他認爲，診治疾病也是統一人心的策略之一，於是採用公醫的方法。這種方法是否能發揮和外國採用宗教政策同樣的效果，至今不詳，但絕不比前者效果差。只依賴精神的信仰無法達到目的，外國傳教士必須兼施醫術。社會批評家譏諷：「歐美人在海外發展的先鋒是獻身於十字架的傳教士，然而，日本人的海外先驅則是紅裙翩飛的婦女軍。」後藤表示將以公醫取代傳教士，並且漂亮地付諸實行。

明治廿九年（一八九六年）六月，後藤擔任內務省衛生局長時，曾視察台灣的實況，同月以總督府令公布台灣公醫規則。該公醫規則是把受過特別教育的現成醫師分散到指定地區，成立診療所從事醫療工作，這些醫師具有向地方長官報告及提出建議的義務，並得從事宣撫工作，負責傳播衛生觀念、防疫、檢疫、番界衛生和治療等工作。七月，總督府發布公醫候補生規則，開始培養公醫。公醫必須精通台灣情況，所以學習了瘧疾、鼠疫、赤痢等疫學，還有台語，另外還有各種課外講義。經過三個月的講習，分發到各地。最初募集一百五十名日人醫師，公醫的薪資因地而異，一等地五十圓，二等地七十圓，三等地一百圓，越偏遠地區，薪資越高。

公醫費最初由國庫支出，明治卅一年度改由地方費支出，任免和分配則由總督負責，但自大正九年起關於任免、分發及報告等項目改由知事或廳長管理。公醫規則發布後，有意擔任公醫者陸續來台，大正九年（一九二〇年）以後，進而在離島、番地及偏僻的無醫村，提供醫師薪資和住宅，設置了公醫。

昭和十年（一九三五年）底，公醫數爲三九一人，其中在行政區域內執勤的公醫二五七人，每人每天平均診療患者四十三人，每年診治的患者總數達四百萬人。

公醫中包括各種人物，有後來成爲州廳衛生課長的，留學歐洲、取得官民信賴、教育優秀子弟的人，也爲數不少，其中也有不能符合後藤所期待的，例如只拿薪水但不認眞工作，汲汲於利益者，以及動機不明者。不過，大多數是致力於開發草莽台灣的先驅。在成績極好，有名的多數前輩醫學家的庇蔭下，公醫員也接觸住民，留下了不爲人知的功績。

在衛生欠佳、充滿瘴癘蠻雨的台灣，犧牲的公醫也爲數不少。例如明治卅三年，在安平工作的公醫花新發直意被叛徒所刺殺。在台南阿里港工作的公醫仙仁四郎，於出診途中中彈身亡。明治卅六年，致力於鼠疫防疫的嘉義廳朴仔街公醫朝野民造因受到感染而病亡。昭和五年，霧社事件中公醫柿源次郎殉難等。

明治卅五年，東京帝國大學醫科大學衛生學副教授今村保，爲了採集瘧疫材料來台，在羽島重郎的引導下參加新竹的番人討伐隊，到南庄陣地，在砲聲隆隆下採血檢查，初次在台灣發現四日熱時，本多公醫曾挺身相助這一項重要的研究。像這種貢獻於學術研究的公醫也為數不少。

由公醫加納小郭家的短歌看公醫生活

公醫中的奇人，有一位あううぎ和歌派歌者加納小郭家。他以公醫身分來台，被分發到南部東港郡潮州，住在與日本國內迥異的熱帶偏僻地區，從事公醫工作。自大正三年（一九一四年）底起師事齊藤茂吉，是專注於作歌的奇特人士。昭和十四年（一九三九年）去世的翌年，齊藤茂吉整理其歌集出版，與公醫生活相關的幾首如下：

㈠關於診療：

清涼月夜下，研調瘧疾丸，笑與妻談。

夜深乘輿渡，近處鷺啼飛。

山凹夜深，叮咚落夏雨，診視微弱脈搏。

大正八年，台灣流行西班牙感冒時，到番社出診。

為挽回熟番性命，於石臼調藥。

小生診視於黑暗石室中，因患流行病之番人。

㈡驗屍方面：

解剖被殺者屍體，不覺夜深，雨落不止。

漏雨屋内解剖屍體，叫人點燈。

從這首和歌可以得知，在沒有法醫的地區，公醫也代爲執行解剖。

㈢生番熟番方面：

統治台灣初期，住在山地的生番激烈反抗，番界治安問題令統治當局大爲苦惱，醫師的工作更是艱鉅不凡。

爲盜取檳榔，番人趁暗偷襲村落。

發現匿身草叢，背部負傷的強壯番士。

㈣霍亂方面：

大正七、八年流行於中國、朝鮮、日本的霍亂也侵入台灣。當時小郭家正任職潮州庄，他提及：「小生於天皇誕生紀念日，見聞人們飲酒慶賀談笑，而以武夫出陣的氣概急赴東港流行地區。初日借宿當地公醫吉池處，是夜雇用的阿婆因患霍亂去世。」

海風吹搖燈籠，見霍亂死者日增心傷。

死者九人，今日於武蘭呻吟中就寢。

置妻、子於家，留在疫病防遏臨時所，疲憊入眠。

建設上下水道——巴爾頓技師(W. K. Burton)的功績

統治台灣初期，改善都市衛生環境刻不容緩。自明治廿八年(一八九五年)起，台北即展開上下水溝設施的建設。明治卅一年，成立台北市區改正委員會，作爲台北都市建設的審查機關，翌年爲了達到台灣下水規則中，市區計畫上公用或官用的目的，乃制定關於告示地區內地建築物規則。卅三年，制定台灣家屋建築規則；同年展開包括基隆在內的台北都市建設，在這時期前後，台中、台南及島內其他二、三個都市也相繼積極展開都市建設，這項事業靠政府強大的公權力推動。

關於環境衛生的改善，以最早獻身於此一工作的巴爾頓功績最大。巴爾頓是英國人，在明治廿九年就任衛生顧問技師。後藤新平以內務省衛生局長兼台灣總督府衛生顧問的身分推薦他給台灣當局，他本是東京帝國大學教師，函館的水道是後藤與他商量設計的。巴爾頓娶日本妻子，是親日的土木技師，助手是工學士濱野彌四郎，一起到台灣。他跋涉全台的山野，極其艱苦地探勘水源。明治卅一年，完成淡水的自來水工程，開始供水，這是台灣自來水道的濫觴。接著，總督府著手建設基隆自來水工程，台北的自來水設施晚於淡水與基隆，因台北有水井，水源豐富，但後來水源逐漸減少。後藤於明治卅九年去職離台前，緊急裁定建設自來水工程。

巴爾頓也指導下水溝的建設。明治卅二年（一八九九年）公布台灣下水規則，規定個人在特定地區內建造新建築物時，須依地方廳指示建造下水溝。巴爾頓所指導建造的下水溝模仿新加坡的開渠式，在寬廣道路西側的下水溝排水良好，豪雨時也不致滿溢。

巴爾頓建議住宅宜兩層化，將寢室設在二樓。若非兩層樓的建築，至少將地板架高通風，這是熱帶地區生活的必要條件。日治時代初期所建的一流官舍的地板，都距離地面約兩公尺，因當時對瘧疾發生的原因仍不清楚，認為是瘴氣自地中蒸發使人罹患瘧疾。他同時也鼓勵植油加利樹，種植油加利樹可以抑制蚊子的繁殖。

有上述貢獻的巴爾頓，在明治卅二年八月因罹患阿米巴赤痢導致肝膿瘍而客死東京。後年，濱野等人發起在台北水源地建設他的半身像以表彰其功績，歷經時代變遷，現在不知道情況如何。

都市建設——拆除舊城牆與設置亭仔腳

亭仔腳是住過台灣的人非常懷念，而初次到台灣旅遊的人感到十分稀奇的建築。所謂亭仔腳是市街道路兩側，兩層樓以上的商店、住宅的一樓連接道路的走廊。亭仔腳在多雨的台灣，下雨時可以不撐傘而通行；在暑熱時往來其間則可以避免日曬。關於這種設計，後藤民政長官應居首功。

後藤民政長官爲了打破住民戀舊懷古之情，以漂亮的手法樹立政府威信，於是拆除各地的舊城牆。衛生設施的改善需要龐大的經費，主要雖以發行台灣事業公債來調度資金，但後藤民政長官另外創設公共衛生費制度，以民營市場、屠宰場、渡船場、清掃事業的剩餘金加上捐款，設立特別基金，充當衛生設施營繕費、衛生工程費、傳染病預防費等。

番地的醫療

討伐番地

台灣有叫做生番的原住民。十七世紀荷蘭佔領台灣南部，西班牙佔有北部時，主要藉宗教和醫療之力，安撫住在平地的原住民，但沒有進行安撫山地的原住民。清朝統治的兩百年間，雖兼採高壓懷柔措施，但山地的原住民不肯順服官府的統治。到了日治時代，起初山地原住民不易順服，政府感到棘手。征討番地非常費心和危險，關於此事，台北醫院院長長野純藏於明治四十三年退休時，所寫的《在台十年》一書中有詳細的記述。

在生番居住地，即所謂番界受傷者，尤其是討伐反抗政府的番人而受傷者，由所屬的公醫負責治療，傷重者轉送到總督府醫院。明治卅六年起受傷者年年增加，因交通不便，護送費時，醫療設備不足，乃在各處設立臨時救護所。多數的負傷者在此先接受治療後，再轉送台北醫院和台中醫院。

征討之際，勇猛的番人自險阻的山地猛烈地襲擊。由於射擊精確，但使用的彈藥粗糙，使得受傷情形頗不單純，傷口組織破碎不堪，治療困難。因戰線在險阻的岩壁，而且高峰連綿，道路狹窄，交通困難的緣故，所以物資的搬運非常不容易。

戰況激烈時，整日無法輸送糧食。戰鬥員一離開戰壕時，會突然遭受敵人狙擊，因爲護送受傷者困難，重傷者只有等死，輕傷者在戰友的救助下跋涉險惡山路，被護送到救護所，快則十小時，慢則花費十六至二十小時，其間未獲得任何救護處理，部隊員的營養和健康頗爲不良，是治療上最感困難之處。

所謂的救護所，有時利用民房或帳蓬，甚至只以竹葉、木頭搭建簡陋的屋架，以茅草防雨露，並充當病床，防止傷口污染亦十分困難，班員的艱苦簡直無法想像。護送受傷者到醫院也極爲困難，班員對於搬運過程如何減少障礙煞費苦心。

生番的疾病觀與醫療政策

生番迷信患病或遭遇災難是受神靈影響。生病時，一心一意驅除惡鬼，請從事醫療具有醫術者，用迷信的巫醫法治療；他們不接受一般的醫療。醫藥則是與漢民族接觸後，才開始使用一些草根樹皮。

總督府統治生番的對策之一，是在主要的番地警察官吏駐在所附設醫療機關，專門傳播衛生觀念，從事醫療工作，逐步消除迷信，提高對於醫療的信賴。起初，原住民對政府當局很不信任，反抗心強，治安不佳，以致犧牲者爲數不少。在不順服而且兇猛的生番所住的未開發地帶從事醫療工作，可以說簡直不可能，只能依賴靠近危險地帶的公醫盡力而爲，根本無法進入深山。

井上伊之助的山地醫療傳授

隨著統治台灣的進展，番地治安也逐漸改善，但番害一直持續。番地醫療及土地狀況，可從《台灣山地傳道記——改版台灣山地醫療傳道記》一書略窺其概。這是作者井上伊之助於明治四十四年到台灣，爲了醫療和傳教，在番地的木板小屋度過三十年生活的著作。

井上伊之助於明治十五年生於高知縣，明治四十年畢業於聖書學院後開始傳教。他父親於明治卅九年，在台灣花蓮附近的番地被生番殺害，他抱著「爲父報仇」的決心，獻身於生番地區的傳教，傳授神的愛。井上的醫師素養，僅限在伊豆仁田的寶血堂醫院的學習和實習，但進入番地後，藉著診療番人疾病累積實際經驗，培養了實力，對許多番人施行醫療工作。當時山地內的番社還沒有公醫，也缺乏正式的醫療設施，他是當地唯一的醫師。他於明治四十四年十二月渡台後，領到新竹廳發給的派令，要他兼任生番事務，到樹杞林支廳 Kalabai 番人療養所工作。他在樹杞林住宿一夜，翌日穿上綁腿及台灣特有的草鞋，跟著走了三十六里山路來迎接他的警察入山，途中爲了警戒，不時開槍，終於抵達 Prowan 監督所。井上邊走邊聽兩天前日本人遭到番人殺害的消息，深感不安。Kalabai 雖然決定設立療養所，但在還沒有完工的前四個月，暫時住在監督所。Kalabai 療養所設立後因爲沒有醫師，派井上負責診療工作。

他進入番界後，於明治四十五年一月第一次到番界出診。這戶人家住在山腰陽光充分、水利方便的地方，牆壁和屋頂用竹子編造，室內有用細竹片和藤條製成的三張床，寬廣的廚房有二處升著火，全家坐在周圍取暖。全家有三對夫婦四個小孩同居，一名男子因瘧疾已臥病兩個多星期，另一名男子則從前天起開始嚴重牙痛，一名小孩罹患瘧疾，但症狀都很輕微。

診察後，接受病家招待烤蕃薯和旱稻作成的餅，離去時獲贈餅和番布。他把藥交給隨他返回診所的病患的父親，告訴他服用的方法。因語言不通，必須透過一起來的人翻譯。

四月再度出診時，在頭目及兩三個番丁引導下，沿著雖稱為道路，但實際是鹿通行的險惡山道，穿過與人同高的萱草叢，抵達了開墾地。山脈連綿不絕，再行走數公里後有幾戶番屋，最靠內的一戶裏，有一個血氣旺盛的番丁右膝蓋受傷，已塗抹了一些草葉，診察後把帶來的藥品交給他。

井上的書中這類的記錄很多，因為記載得很詳細，可以得知當時番地的醫療情形。因為時常聽到番害的消息，井上記錄：「雖然別人死了，但我可不願被人說『他也死了』。」井上就在這種險惡狀況下，從事醫療和傳教。大正初期，番人逐漸順服日本人。大正二年（一九一三年）一月到Shirak社出診時，曾寄宿番人家裏。日本人前來寄宿，非常稀奇，所以吸引了附近許多男女老少來寒暄，直到深夜。番人逐漸歸順後，陸續在各番地設立診療所，派公醫從事醫療工作。

霧社事件

番地逐漸開發，醫療設施也完成了，但偶爾還是會發生危險事件。其中最讓人震驚的是霧社事件，事件發生於昭和五年（一九三〇年），原因並不像從前一樣由於番人無知、未開化的關係，所以不可與初期的番害一概而論。

霧社是泰雅族居住比較進步的地區，有小學、郵局、公醫診療所、警察駐在所等，日本人也有一百人左右。昭和五年十月舉行小學運動大會，許多日本人攜帶酒菜、便當，一大早就集合等待運動會開始。突然從附近的樹林草叢間竄出兩、三百名泰雅族人，突擊殺害日本人，以能高郡守為首，約有一百五十名犧牲者，其中也有公醫。突擊的頭目名叫莫那魯道，名字令人印象深刻。政府出動討伐隊加以鎮壓，把與事件有關的三百多名番人強行移居到川中島地區，當時日本紅十字醫院也派遣救護班前往救助。到昭和五年，即使是番地文化也頗為進步的時代，仍然發生了因誤解而造成的慘劇。

醫學教育的啓蒙與發展

開設醫學講習所

總督府於明治廿八年六月舉行始政儀式後，不久在市郊士林芝山巖上設立國語傳習所，推展日語教育。鑑於全島的衛生狀況而痛感醫學教育的必要性，於是在明治卅年三月在台北大稻埕千秋街台北病院內設立醫學講習所，募集十餘名台灣人子弟施以近代醫學教育。台北醫院創立於明治廿八年六月，最初稱爲台灣病院，翌年六月改稱台北病院，明治卅二年再改稱台北醫院。

該醫學講習所的入學者，包括國語傳習所畢業生、漢醫出身的醫生、藥店的子弟等，教師則由病院的醫員四名、藥局員兩名擔任。當時已是台北病院醫員的堀內次雄對於講習所募集學生的情形有以下的敍述，他抵台赴任時，曾接受後藤新平有關台灣醫學教育的指示。赴任之初面臨鼠疫流行，忙於防疫工作，當鼠疫流行穩定，已值講習所設立，於是四處奔走募集學生。雖然權宜以受過六個月國語傳習所日語教育的修業生爲對象，教授其醫學，但實際上因爲各方面迫切需要翻譯人才，因此這些修業生幾乎無法選擇習醫。當時，能勝任翻譯工作者每月可得四十到五十圓高薪，所以不想再花費三至四年讀書，成爲醫師。而當時醫生的社會地位也不高，所以，雖然考慮給予優厚的薪資，但招募學生仍十分困難。堀內苦心力勸教他台語的學生、探詢藥店的子弟、勸誘漢醫等，好不容易才招募到二十多名學生，給予若干津貼後，開始講習。

講習所由台北病院擔任外科的青木大勇（後來爲長崎醫學專門學校教授）教授地理、歷史，堀內擔任數學和語文教學。他們像小學教師那樣，從教授基礎的一般普通學入門。講習所像簡陋的私塾，招募的學生，有一些出乎意料的優秀學生，最初日語完全不懂，數學則只會寫數字，但兩年後便學會了幾何、代數。堀內把答案卷投寄給教育會雜誌刊載，的確是驚人的進步，台灣人的子弟資質優秀，使負責台灣初期醫學教育的人都抱著很高的期待。

開設醫學校

在醫學講習所授課兩年，培養了有長足進步的學生。明治卅二年進而新設醫學校，從醫學講習所結業生及公學校（初等學校）畢業生中選拔優秀者，學校四月一日開學，修業年限爲預科一年、本科四年，全是公費生。第一回入學者，是將醫學講習所結業生十五名當中，五名編入本科二年級，十名編入一年級，另從台灣各地錄取七十名入學預科。同年十二月，座落在日後台北新公園東南側的校舍落成前，暫時將台北病院的一部分充當臨時校舍，五月一日開始上課。爲了遠地來的學生，特在大稻埕建昌街設立臨時宿舍。翌年，有四十五名新生住進臨時宿舍，十二月醫學校決定將鄰接本校的天后宮廟改爲學生宿舍。明治卅五年三月收容全部學生，實行學生全體住校制度。

醫學校苦心招募學生，但初期的畢業生爲數甚少，明治卅五年第一屆有三名，第二屆僅一名，原因是應募入學的學生中有不少中途退學轉業，或成績不良而留級。這些人多半是無意從事醫業，因被遊說入學的。但是，情況愈來愈好，第三屆有十名畢業生，第四屆九名，第五屆急增爲二十三名，其後年年增加。由於一般人對醫學教育的理解加深，醫學教育也漸上軌道。

早期的畢業生中，第三屆的孟天成遠赴滿州，後因研究內臟萊什曼病而聞名學界，同屆還有日後在台灣開業，成為民間醫學界長老的謝唐山、吳文明，第四屆有林清月。這些人是台灣醫學校畢業生的先驅，並成為台灣人醫師的指導者，日後與日人醫師保持密切的關係。

學生參觀內地

明治卅五年四月第一屆畢業生畢業，醫學院的學生在木下嘉七郎、田中祐吉兩位教授的率領下，參觀位於東京芝愛宕下的傳染病研究所。研究所所長是在德國柯霍研究所純粹培養破傷風菌，發現其抗毒菌，及研究如肺結核治療法等聞名世界的北里柴三郎，他歸國後，在福澤諭吉、森村市左衛門的後援下，於明治廿五年創立該所。明治卅二年改為官立研究所，是日本細菌學研究的重鎮。

當時正值北里設立研究所十年，志賀潔於明治卅年在該所發現赤痢菌的五年後，對於開始在文化落後的台灣新設的醫學校習醫，而且都是首次到日本的學生而言，到該所參觀一定留下了深刻的印象。以後，醫學校學生似乎年年到內地參觀旅行。

醫學校的教授陣容

醫學校首任校長是台北病院院長山口秀高，專任教官是副教授堀內次雄，負責細菌、衛生、內科部分，副教授木下嘉七郎負責原蟲，尤其是瘧疾學、內科學，台北病院外科醫長川添正道兼任解剖、病理學的教學，不久，來自大阪的田中祐吉擔任專任教授，生理學似乎沒有專任教官。明治卅五年，山口秀高卸任，高木友枝繼任校長，尾見薰副助教授加入陣容。不久，田中祐吉因日俄戰爭他遷，由今裕繼任，吉田坦藏負責內科。明治至大正初期，外科是森武美，內科是小島鼎二，外科由佐野熊翁陸續就任。台北病院方面，內科有稻垣長次郎，皮膚科有於保乙彥，台北醫院醫長則兼任醫學校教授。之後尾見薰轉至大連病院，今裕轉至慈惠醫專，繼任者是久保信之，橫川定來台負責第二病理學講座，津崎孝道負責解剖學，川添正道轉至長崎醫專，由迎諧繼任。

醫學校及台北病院的人事，給人異動極爲頻繁的印象。可能是當初資歷優秀的學者就職後不久，即赴歐美留學，歸國時每每被內地醫專或大學挖角聘去。但後來台灣的醫學界逐漸安頓，優秀的學者被台灣豐富的研究資料所吸引，而不願接受內地招聘者也不少，因爲台灣的氣候、風土、疫病等提供了豐富的研究資料。

台灣全終會——提供解剖實習用的屍體

醫學校開校後，首先得收集指導學生及實習必要的解剖材料，但這件事並不容易。醫學校開校後那年就發出公告，凡在監獄病死、刑死無人認領，或親族同意者可供解剖實習之用。

後來成立台灣全終會，因爲聽說醫學教材中最感困擾的是缺少解剖實習用的屍體，於是，由死後願意提供自己的身體供作系統解剖材料的有志之士組成該會。明治四十一年渡台的台北稻荷神社宮司伊藤伊代吉爲發起人，會員在每年醫專舉行的解剖體祭祀時都受到鄭重的招待。伊藤奔走組織該會的原因是他就任宮司時，受到台北醫學專門學校校長堀內次雄的照顧，感銘之餘希望自己對醫學教育有所貢獻。

醫學校初期的臨床醫學敎育

擔任內科與診斷學講解的吉田坦藏對於初期的情形記述如下：

醫學校的學生皆爲台灣人，大約二十名左右，校舍係鄉下小學規模的木造建築物。台北病院雖很早設立，但因醫學校的學生均爲台灣人，所以未獲准在以日本病人爲主的該院實習。他們在「台北仁濟院」和「行路病者收容所」實習，仁濟院的前身係清代設立的養濟院，以朝廷賜金加上有志者的捐款爲基金，類似綜合慈善團體的財團法人。堀內和吉田等人不論風雨或酷暑，均帶領學生徒步走到離學校相當遠的該院，站在沒有椅子、狹小、不清潔的地方，一邊診療病人，一邊進行臨床講解。病床都極爲骯髒，因爲缺乏護士，以致於不僅骯髒，而且常常有生命危險。當時不僅瘧疾、傷寒、鼠疫均在市內流行，不穿著長靴，即有被帶著病原的跳蚤或虱子咬到的危險。

老師和學生都暫時忍耐著不便而認眞學習。設立醫學校的附屬病院，十分迫切，但當時以總督府的財政情況，要立即設置附屬病院非常困難。明治卅二年十一月，日本紅十字會設立台灣支部，民政長官後藤新平擔任支部長，醫學校校長擔任副支部長。當醫學校強烈要求設置附屬病院時，正巧紅十字會也準備設立台灣支部病院。當時的醫學校校長高木友枝接替山口秀高，台灣總督府與日本紅十字會之間達成協議，由日本紅十字會建醫院，總督府則負責醫務等其他實務，醫院的職務由醫學校職員負責，紅十字會不支給任何報酬。但醫院必須是醫學校的附屬醫院，提供學生教學之用。

在東門旁的總督府官邸與台北病院東鄰之地，急速動工，建築紅十字病院，明治卅八年一月完成。首任病院院長是高木友枝，副院長堀內次雄，內科主任是副教授吉田坦藏，外科主任是副教授尾見薰，眼科與耳鼻喉科雖有預定但稍後才設置，其他醫師則由台北病院醫師兼任。紅十字病院於二月開始業務，逐步實施臨床實習和臨床教學。

明治四十一年九月，和紅十字病院並排，設在東門町的醫學校部分校舍竣工，設備由舊校舍移轉過來。

明治末期至大正初期的台灣醫學校

橫川定於明治四十四年四月赴台灣醫學校任職，他是發現橫川吸蟲以及在寄生蟲學留下許多重要研究成績的人，後來在台灣醫學專門學校主持史無前例，以寄生蟲學為主的第二病理學教室。該教室在日後台北帝大醫學院開設的同時，成為獨立的寄生蟲學教室。橫川上任時是明治末期，即台灣成為日本領土後十六年。他刊載在《東京醫事新誌》的回憶錄，可略窺當時的狀況：

台灣與日本的連絡船在日本政府的補助下，從日本郵船會社和大阪商船會社調撥五千噸級的優良船隻各兩艘，一週可往返兩次。赴任旅費從岡山到台灣，二等旅費為十三圓五十錢，一等船艙之豪華不遜於外國船。想到堀內和川添等係搭乘海軍運輸船，而後宮信太郎和羽鳥重郎則乘坐小船，花費幾天時間抵達台灣，眞是令人有隔世之感。而且船隻不在基隆岸壁靠岸，由稱爲舢板的小船接駁登陸碼頭。無數的苦力雜亂群集，在呼喊聲中競相搶奪貨物，有經驗者揮動手杖趕走他們，若無朋友幫忙實在不放心。

當時高木校長赴德國出差，堀內次雄代理校長處理一切。日本紅十字台灣支部病院作爲附屬病院之際，基礎醫學也大致步上軌道，教師和學生均非常緊張地認眞學習。學校附近駐有山砲隊，於中午打砲。以「轟」的聲響作爲信號，大家攜帶便當，聚集在食堂談笑等，相處極爲愉快，的確有殖民地台灣醫學校的氣氛。

醫學校內橫川最年輕，所以被任命爲學生監督，必須處理任何困難事情。開校以來即擔任學生監督的滝野彌一、新家鶴七郎等人，全權負責學生。橫川每五天至少輪值一次住在學生宿舍，當天下午到學生宿舍，與學生共進晚餐，就寢時點檢學生，淸晨五點起床打掃，七點點名，共進早餐等。他以身作則，執行勤務之嚴謹，在熱帶的台灣可說是極不容易。

由於各種制度還不完備，醫學校稱不上正式的專門學校，在極度貧乏、不充分的設備下，繼續研究工作。橫川提到：「此一狀況使人聯想到單身遠赴開羅醫學校，在沒有助手，且不自由的研究室裏，發展出偉大研究的Ross醫師。」橫川於明治四十四年十二月發現日後被稱爲橫川吸蟲的新吸蟲，當時他赴台北任職僅一年。大正三年，新竹醫院中川幸庵指出肺吸蟲的第二中間宿主爲淡水產螃蟹，解明其感染路線。此外，橫川則解明了吸入口中的肺吸蟲幼蟲抵達肺臟的途徑。

堀內次雄校長

大正四年三月，高木友枝將醫學校校長職務讓給堀內次雄，轉而專任中央研究所所長。到昭和十一年(一九三六年)，台北帝國大學醫學部開設爲止，二十多年，由堀內擔任校長，他也兼任台灣醫學會會長。同年在台灣總督府醫學校工作滿十五年者，除了堀內次雄外，還有教授川添正道，學生監督滝野彌一，事務長岡本要八郎等人接受表揚，並舉行了祝賀儀式。當時紀念明信片上的照片，是新建的醫學校和並排的日本紅十字病院，因爲四周沒有其他建築物，感覺像是在草原中。

台灣醫學校學生

由大正七年(一九一八年)第十七屆畢業生韓石泉的回憶錄，可窺知大正初期台灣醫學校學生的就學情形。

韓氏八歲進公學校就讀。公學校修業年限是六年，學生年齡參差不齊，年紀較大者對異性感興趣，放學後偶爾有人戲弄女學生，還在校內橫行、欺負弱小。韓氏因為年幼，成為被欺負的對象，背部曾被打傷。教師處罰不良學生，每每拳打腳踢，因此不良學生的腳經常被踢傷而流血、頭部瘀腫、背部被鞭打出瘀青的傷痕。一些不畏嚴酷的體罰，仍舊施暴的學生，則被稱為土匪或俎板。

韓氏十四歲由公學校畢業，想升學到醫學校，但因考試資格是十六歲，所以先在台南廳當兩年工友，日薪十八錢，全勤則月薪為五圓四十錢，同時發給夏冬制服各兩件及鞋、帽子。當時，台灣人很少穿洋服，韓氏最初試穿，把鞋子左右穿錯而感到羞恥。韓氏當工友時，股長白井（後改為高畠）治三郎和當房森吉，在公私方面都很照顧他，而且給他讀書的機會。特別是當房森吉下班後，派他到市場購物，作為交換教導日語和數學的條件。當房後來赴南洋創辦《南洋與人》的刊物，兩人音訊中斷，但大正十二年在南洋獲知韓氏因違反治安警察法被台灣總督府逮捕下獄，當房把韓氏少年時代的生活刊載在自己的雜誌，寄贈韓氏，令韓氏極為感動。韓氏考上醫學校時，台南廳的同僚還募款替他送別。

韓氏十六歲考試及格，在醫學校創立的第十五年入學。學生全部住宿，政府每月發給七圓四十五錢津貼，並發給鞋、帽子及夏冬制服、外套。學生來自台灣各地，資質參差不齊，家庭環境也不同，有帶妻或妻妾者，也有勤勉或放蕩者。學生中很多罹患肺結核、腳氣、芥癬、傷寒、赤痢、瘧疾等疾病。

當時教科書非常缺乏，許多教師都是採取朗讀教材，學生作筆記的方式。學生作筆記有用毛筆，也有用鋼筆的。不善於筆記的人，回宿舍後再借用同學的筆記塡補遺漏。一學年有三學期，每學期舉行一次正式考試，還有學年試驗。預科一年教導中學科目概要，然後再教醫學相關課程。有些無法理解講義，因此變成神經衰弱。考試期間大部分學生都熬夜，熄燈後，圖書館、食堂、走廊有微弱光線的地方都擠滿學生。當値的舍監巡查時，學生紛紛躲藏起來，待舍監離去，再回到原處。深夜成爲惡補的時間。

舍監主任是病理學教授橫川定，另一舍監新家鶴七郎留著白髮美髯，極爲親切。滝野彌一則很嚴格的監督學生，韓氏常與他發生衝突，在回憶錄中對他有強烈地批評。他的記述詳細敍述當時的住宿生活與學生之間的感情，學生們非常畏懼滝野舍監，宿舍有一名工友，韓氏等人認爲，他爲了獲取販賣部的權益而巴結舍監，私下將學生的行動、思想、動向向舍監報告。販賣部是高木校長爲顧及學生的營養補給而設立，以禁止學生從校外購買東西。冬季休假後，新學期開始的一個早晨，舍監命令部分學生交出鍋子，並表示要處罰隱藏的人。因寒假無法返鄉的學生三、四人組成一組，外出購買魚、肉等副食品共同做飯，可能是新學期仍沒有停止，而引起舍監的注意。工友認爲新學期開始，仍繼續在外面購物，影響了販賣部的生意，使利益受損，因此通報舍監，加以取締。韓氏於是提案組成拒買同盟，得到大家的贊成。一晚工友購入大量包子，但無人購買，使他大受損失。工友查知是韓氏提案，向舍監投訴。舍監於是集合全體學生，叱責韓氏，並建議校長讓他退學，對韓氏的辯解不予理會。韓氏失眠了好幾天，如被退學就無法赴日本讀書。當時很多有錢人子弟，因爲無法進入醫學校，而赴日留學。韓氏沒有財力，若遭退學，那麼成爲醫生的希望幻滅，前途暗澹。幾天後，他被傳喚到舍監室，被告知他的行爲並不是完全不合理，如果他肯停止拒買的行爲，就不再追究過去，也可免於退學。韓氏知道堀內校長並不贊同舍監的意見，所以非常感謝校長。

台灣醫學會的創立

台灣醫學會與醫學會雜誌

明治卅年（一八九七年），聚集在台灣的醫師已不少，其中有台北病院院長山口秀高，副院長松尾知明，台中醫院院長馬場珪之助，台南醫院院長長野純藏等人，台北醫院則有原勇四郎、和辻春次、富士田豁平、川添正道、堀內次雄、瀨尾昌索等人。因人漸漸聚集，為了擴大熱帶醫學知識，使日本國內的人了解台灣衛生狀況，於明治卅二年二月發行《台灣醫事》雜誌，但預算不穩定，就由各人分別購買十本或二十本分送朋友，部分經費則由台北病院院長山口秀高補助，一方面從事務費中支出。同年創立醫學校，山口出任校長，他不拘泥於法規，從事務費撥出雜誌補助費，慢慢購入圖書。山口校長因為不在乎總督府的高官們，終於觸犯忌諱而辭職，《台灣醫事》雜誌也於明治卅四年十二月出版最後一號後廢刊。

翌年（一九〇二年），高木友枝繼山口出任台北病院院長，以前的關係者立即拜託高木致力創設醫學會及再發行雜誌。當時，包括屬於陸軍的醫師，全台的日本人醫師只有三百多人，會員雖少，但也組成台灣醫學會，且發行學會雜誌。明治卅五年邀請陸軍軍官醫部參與，但陸軍因有軍醫會雜誌而拒絕參加。同年，今日本醫學會前身的日本聯合醫學會舉行第一次總會。

雜誌因爲經營及其他緣故限定四十頁以內，會長高木友枝，主編堀內次雄，其他有編輯委員吉田坦藏、木下嘉七郎、田中祐吉等人。由於經費困難，剛開始一、兩年除了普通會費外，會長每月購買十本，堀內等幹部和醫長購買二至五本，編輯委員一本。當時研究環境不很健全，無法得到稿件，所以編輯委員相當費心，特別是主編堀內的苦心，令人感動。他爲了塡補雜誌空白，以汀波或山陰等筆名撰寫文章，汀波是堀內次雄的德語發音，山陰可能是他的出身地丹波篠山在山陰道的緣故。

建立台灣醫學界基礎的人士

在這種困難的情況下，短期內組織了醫學會、發行雜誌，奠定至今仍然存在的台灣醫學會和台灣醫學雜誌的基礎，在世界學界留下不滅的足跡，其成功的主因是聚集了優秀銳氣的年輕人，主要領導人又是醫生出身的政治家後藤新平。他是從內務省衛生局長轉任名總督兒玉源太郎之下的民政長官，施政手腕相當靈活，後藤的顧問兼執行的山口秀高、高木友枝等人也功不可沒。高木友枝與後藤十分密切，繼山口之後長期在任，貢獻很大。

後藤新平

衆所週知，後藤新平不但在台灣留下業績，日後並且成爲日本的政治家，留下了不朽的足跡。他抱負宏遠，理想雄大，擅長演講。他以醫家出身的少壯政治家氣概，治理日本第一個殖民地台灣。從他出席明治卅六年第一屆醫學會的祝辭中，可以想像他年輕時氣宇軒昂的英姿：

「敝人若在委身經營台灣以前，有機會投入醫學界的話，對醫學之事也有若干期望……。如各位所知，敝人到本島赴任之際，即計劃將新領土的經營，建立在生物學的基礎上。既然要將基礎置於生物學上，關於本島的經營，最適當的即是醫學。應肩負本島經營的重任者，則是立志遠赴他鄉的同胞。……培育克服受風土影響的抵抗力的方法，除了醫學之外，不待他求。」

關於醫學大會的意義，他申論醫學專門分化的弊言，並指出矯正上述弊害是學會的要務。

醫學界也感嘆多數分化之弊，主張必須綜合化。後藤於明治卅六年即提出上述之主張，其先見之明常為人所歌頌。當時的統計事業仍十分粗淺，他大力鼓吹，期待致力於生活統計，進而呼籲改變給水法、下水道施工方法，以改善其對衛生的影響，此外居住、食物等問題都應重視、解決。不僅依靠政府的報告，還必須依靠有志於學術者，自告奮勇地從事研究。後藤不只是在祝辭中說說罷了，而是透過確實的行動，實現了台灣的衛生改革。由於後藤重視統計，台北病院自開設以來至第二次大戰結束為止，詳細的年報統計不斷出版。在第一次年報，山口院長用毛筆記述了宏遠的理想。筆者於昭和九年履任時看過原件，大學移管時，因恐散失而予以慎重管理，戰時也帶到疏散地區，戰後返日時留在台灣。前幾年訪台時，沒有找到，感到十分遺憾。

山口秀高

山口秀高於明治廿二年（一八八九年）畢業於東京帝國大學，經後藤新平的推薦，於明治廿九年渡台，出任首任台北病院院長。總督府醫學校成立時，擔任首任校長。山口在學生時代開始就是個好學者，據他的學長東大教授八沢達吉回憶，他每天都到湯島的聖堂圖書館讀書，星期天則用淺黃色的大布巾包著兩餐份的便當，到圖書館閱讀大學學科以外的書籍。大學預科畢業前，他已讀遍圖書館內一二五冊德文藏書。針對森鷗外的《しがらみ草紙》，山口在明治廿三年一月廿五日即發表了精采的書評〈舞姫細評〉。山口是個大人物，性格奔放不拘小節，與官僚體制格格不入，在任五年後即辭官，有心人士都感到惋惜。山口也是個理想家，對總督府的高官毫不在意，但曾建議設立醫學校，後來升格為大學。他在開發台灣文化的同時，計劃對支那（中國）文化有所貢獻。

山口主張創立醫學校的理想，第三任總督乃木希典，民政長官曾根時代都沒有實現。第四任總督兒玉，民政長官後藤始於明治卅二年三月將其實現，借台北病院的部分房舍設立醫學校。當時山口院長可說非常得意，不過他沒見到第一屆畢業生，在明治卅四年辭去職務。

高木友枝

高木友枝於明治十八年畢業於東京帝國大學，曾任福井、鹿兒島縣立醫院院長。北里柴三郎設傳染病研究所時，在其屬下擔任內務技師，他後來擔任血清藥院技師兼內務技師。明治卅五年五月為了接任山口之職而赴台，當時正值台灣鼠疫流行，官民狼狽不堪的時候。

高木友枝來台是接受後藤邀請，兩人關係密切。明治十六年，後藤擔任內政部官員時，讀大學的高木因偶然的機會認識後藤，當時被後藤的氣質、性格吸引，意氣相投，以後兩人的友誼更深。高木任職傳染病研究所時發生相馬事件，後藤因連坐入獄時，高木經常送東西給後藤，並代為照顧後藤家屬，後藤家屬始終感恩高木。中日戰爭期間，明治廿八年三月公布臨時陸軍檢疫部官制，部長由日後成為台灣總督的陸軍少將兒玉源太郎擔任，事務官長是後藤新平，其他的幹部都是軍人，只有後藤一人是文官，這是兒玉與後藤第一次共事。當時在軍用船上發現許多霍亂病患，後藤從傳染病研究所延聘高木友枝擔任似島檢疫所事務官，製造霍亂血清，用以治療病患。霍亂血清付諸於實用，是世界創舉。明治廿九年，高木擔任內務技師時，後藤擔任衛生局長，是他的直屬長官。兩人肝膽相照，同心致力於改善台灣的衛生行政工作。

高木友枝出任台北病院院長、醫學校校長、總督府技師，以及創立台灣醫學會等。高木也兼任總督府研究所首任所長，大正四年將醫學校校長轉讓堀內次雄，而專任所長為台灣醫學衛生行政及教育留下可觀的成績。高木人格高尚，有政治家的見識風範，為兒玉總督所倚重，大正八年（一九一九年）成為首任台灣電力株式會社社長，昭和四年（一九二九年）七月卸任。在離開生活了二十八年的台灣時，高木曾賦詩云：「盡全心全力貢獻本島。」返東京後，他過著平淡樸實的生活。昭和十八年（一九四三年）十二月廿三日以八十六歲高齡去世，當時正值日本敗戰的徵兆顯露，高木吟道：「雖已八十六高齡，仍希望看到戰爭的結果。」

其他人

其他活躍於台灣醫學界的人士，前文也曾提及。尤其是堀內次雄，在台灣五十年的足跡貫穿全文。此外，還有長野純藏、木下嘉七郎、川添正道、尾見薰、田中祐吉、吉田坦藏、今裕等人。

田中祐吉擔任醫學校病理學課程，是個特立獨行的人，號香涯，勤於寫作，著有《明治、大正日本醫學史》一書。他擔任台灣醫學校教授時，常製造令人出乎意料的新聞，例如他曾在報紙上發表〈番首發掘紀行〉一文，引起風波。他一方面擔任病理解剖，一方面為了從事生番的人類學研究，而想取得番人的頭顱。他的想法可能被後藤得悉，在獲得新竹深山有數名番人的頭顱被砍，埋在土中的報告，於是取得當局默許，利用夜間秘密挖掘。他欣喜的帶著洋鐵箱，和助手在黑夜秘密地前往埋頭顱的地點。沒有遭遇到番人狙擊而順利地完成，使他滿心歡喜，於是撰文發表在報紙上。在人心不安的統治初期，此舉的對象，即使是番人也不可原諒，因此成為棘手問題。田中也感到為難，時值日俄開戰，他被調回日本國內，離開台灣，風波自然地消失。田中後來成為大阪高等醫學校教授，田中的故事，顯示當時學者的研究熱情以及後藤長官對他們的支持。

第一屆台灣醫學會大會

明治三十六年十一月，舉行了第一屆台灣醫學大會，這是至今每年還都舉辦台灣醫學會總會的起源。高木會長致開會辭後，後藤長官接著發表前面提到的祝辭演說。高木的開會辭具有高遠的見識和氣魄，使會員感受深刻。

今天我們雖然沒有完善的研究設備，但科學的歷史證明，在十全十美的研究室裏也有瞌睡學者，另一方面，在滿是塵埃的環境中，也有用不完備的器具，埋首於闡明眞理的研究者。Virchow 的細胞病理大發現，就是在他的病理教室還沒有完備前的幾十年所完成的。Pasteur 發現狂犬病接種法時，宏偉的 Pasteur 研究所還不見踪影。Koch 寫出創傷傳染病論時，是他擔任低等職位時。設備不完備當然對研究有所不便，但不能作爲絕對無法研究的藉口。Virchow 的病理教室、Pasteur、Koch 的研究室之所以能夠巍然聳立，而與他們本身一樣亙古不朽，是研究成果使然。台灣雖然沒有良好的設備，幸虧具備了豐富的研究材料。希望將來能與各位共同努力。

第一屆醫學會的專題報告是腦膜炎。內科由河西健次、吉田坦藏(醫學校副教授)，外科由長野純藏(台南醫院院長)，耳鼻喉科岸一太(醫學校助教授)，病理解剖由田中祐吉(醫學校教授)，病因由堀內次雄(醫學校副教授)分別負責。其他還有十八個一般演講題目，高木友枝(會長、醫學校校長)、羽鳥重郎(衛生試驗室醫官)、桂三友(台北病院外科)、英健也(陸軍軍醫)、木下嘉七郎(醫學校助教授)、尾見薰(台北病院外科)等分別報告台灣的衛生、蛇毒研究、小腿潰瘍、瘧疾、腳氣、阿米巴赤痢、各種皮膚病等風土病，並報告了肺結核、展示glioma患者、河豚中毒等。值得注目的是，此時尾見薰已論及肺臟外科，當時即使在日本國內，這個課題也鮮少被提及。

明治卅七年十一月，舉行第二屆大會，以瘧疾作專題報告，浦池佐惣太、吉田坦藏報告症狀和治療，木下嘉七郎報告寄生蟲，築山檢一、高木友枝發表預防的問題。一般講演題目有二十二個，比前一次多四個。已離開台灣的田中祐吉的繼任者今裕，在一般講演中發表原發性肺鼠疫病理解剖補述。今裕日後成爲北海道大學病理學教授、北海道大學總長等。堀內次雄當時從軍，參加了日俄戰爭。

日俄戰爭時期

當時的醫學研究

統治台灣漸上軌道，醫事、衛生、教育等文化措施正在進行時，明治卅七年爆發了日俄戰爭，時值台灣成爲日本領土的第十年。台灣遠在南海，住民大多數是台灣人，直接受到戰爭的波及很小，出征軍人也不多。

當時，醫學部副教授木下嘉七郎爲研究瘧疾，遠赴德國留學。細菌學副教授堀內次雄、病理學教授田中祐吉應召離開台灣，戰後田中沒有返回台灣，留在日本國內的大學。當時的醫學研究和教育工作，都沒有受影響。明治卅七年一月，台灣南部地方流行性腦脊髓膜炎正盛行。十一月，舉行第二次台灣醫學會時，以瘧疾作爲專題報告。翌(卅八)年，日本紅十字社台灣支部病院第一期工程峻工，二月開始診療工作。醫學部副教授岸一太為了調查甲狀腺腫患者，前往台東Liga番社。四月，海軍軍醫田代豐吉郎在馬公檢驗出異型赤痢菌，這是台灣最早發現的赤痢菌。可見雖值戰時，但醫學界的活動仍十分活潑。同年十月，全島同時進行臨時人口調查，以查明台灣的人口動態。

堀內次雄從軍

開戰不久即應召的醫學校副教授堀內次雄，被分發到廣島陸軍預備病院。在戰爭末期前往滿州，在滿州總司令部的支配下從事工作。他從廣島和滿州投稿給台灣醫學會雜誌的文章，顯示了當時軍隊衛生的情況，以及他從軍時的業績。

明治卅八年四月，從戰地護送傷兵到廣島陸軍病院，護送途中，在傷患者中發現有不明的發疹性熱性病，人數漸漸增到四十多名。預備病院組成該病的調查委員會，堀內負責病原研究，在江波分院展開研究工作。六月，因被派到軍總司令部而中斷研究。他抵達滿州後，立即在鐵嶺開設病毒檢查所。鐵嶺是滿州軍進駐最遠的地方，也是設有兵隊站線的最前方，集中滿州軍傷患最重要地點。該地出現了十多個上吐下瀉患者，其中半數死亡，疑似霍亂。為了防疫設立檢查所，但沒有眞正發生霍亂，病因被認為是貯藏肉含有Düsseldorf肉中毒菌。

鐵嶺到八月下旬氣溫急遽下降轉冷，深秋傷寒患者急增，赤痢也有發生的徵兆，而非傷寒、副傷寒、發疹傷寒的病例極多。堀內雖不清楚病原爲何，但他在寄給台灣醫學會雜誌的文章中，曾提及「或許可稱之爲滿州熱吧」。他回到廣島後，研究患者的病原菌，發現了X菌。

在微暗的病房中，不時聽到傷寒患者的呻吟。一百名患者只有五、六名看護人員，一名軍醫。雖然是蒼蠅漸少的季節，但患者瀕臨死亡之際，四周會聚集紅頭蒼蠅，尤其是鼻口附近。看護人員雖然沒有軍醫命令，但視蒼蠅聚集程度，判斷確爲病危的徵兆，就向病患家屬發出通報。堀內見到這種悲慘情狀，記述道：「想到我們的醫學要進步到什麼程度才能解救他們的苦痛時，我就墜入悲痛的深淵。」「想到爲了診斷，用針刺皮膚採血；爲了促進排尿排便，舞動白金線或貼發泡膏吸取漿液等作法，對患者的疼痛到底有多少的幫助時，只能大大的嘆息。」並表示 Tolstoy 曾在生病而醫師無法診斷時，大嘆今日的醫師在醫學上無所不知，但醫學對病情卻什麼都不知道。「眞是痛切之言啊！何況是出自對這樣不可靠醫學並不精通的人的嘴說出！」堀內對當時醫學的落後感到心急，是個多愁善感的年輕軍醫。在化學療法發達、傷寒治療也變得簡單的今天，當時軍隊醫學的困難超乎我們想像之外。

軍隊中也流行腳氣，一般利用舍利鹽下劑治療，在戰地全軍對於赤痢、傷寒、霍亂都使用舍利鹽下劑和瀉血的治療法，針對這種情形，堀內軍醫表示對腳氣宜使用舍利鹽下劑，但其他赤痢、傷寒、霍亂則不該使用。

鐵嶺病毒檢查所於九月底關閉。堀內於十月五日啓程返國，十一日在大連等待上船時，得悉營口發生鼠疫的消息，緊急改變行程，直到疾病被撲滅，才在十一月十二日關閉防疫所，翌日啓程返回廣島。

不明發疹熱（滿州熱）病原的研究

堀內回到廣島預備陸軍病院後，開始從事以前就著手的不明發疹性熱病原因的研究。這種熱性病極似發疹傷寒，但也有相異點，病名是滿州熱或滿州傷寒。研究的結果，從本症患者的糞便及少數病例的尿當中，發現他們的血清強烈凝聚了一種桿菌，研究其性狀後權宜暫稱為X菌，並在明治卅九年（一九〇六年）在細菌學雜誌發表論文〈關於滿州傷寒的原因〉。戰後，他留學德國，在慕尼黑衛生學教室 Grubel 教授的指導下從事研究，整理和補充了上述研究，在德國的細菌寄生蟲及傳染病中央雜誌（一九〇八年）發表〈關於日俄戰爭中，滿州的一種發疹熱病原的新桿菌「滿州發疹熱」〉一文。最初雖然暫稱為X菌，但以西文發表時，則認定X菌為本病的病原菌。

明治四十一年，堀內與樋詰正治在台北也發現同樣的不明發疹熱，疾病盛行於台灣全島。二十餘年後，大連衛生研究所的兒玉誠檢查出關於滿州熱的病原體，是立克次菌的一種。羽鳥重郎於昭和七年證明台灣的本症是立克次菌。台灣的散發性發疹熱被確認與滿州傷寒同系，是一種在熱帶地區因立克次菌而發病的地方性發疹熱，堀內的X菌於是失去病原的意義。

有趣的是，關於台灣的發疹熱（後來在台灣稱爲2週熱），羽鳥重郎發現 Weil-Felix 反應出現陽性，這種反應可用來診斷本症。Weil-Felix 反應在第一次世界大戰中被發現，Weil 與 Felix 二氏在戰場研究發疹傷寒時，發現與本症的血清凝集極爲明顯的類變形菌，稱之爲X菌。該菌並非本症的病原菌，但因與本症患者的血清反應良好，被認爲有診斷之價值，通稱 Weil-Felix 反應，而普遍地被採用。

筆者於大正九年曾在《日新醫學》一書中撰〈關於發疹傷寒的 Weil-Felix 反應〉一文，閱讀堀內的舊論文時發覺堀內的X菌與 Weil-Felix 的X菌極爲類似，都是對各自疾病的血清有明顯凝聚的類變形菌。而就 Weil-Felix 菌對發疹熱也有明顯的反應來看，堀內的X菌可當作與X菌同種的變形菌，若是如此，堀內的X菌發現，比 Weil-Felix 早十年。日俄戰爭時，我國的醫學專家已將同樣的立克次菌分離，堀內最初認爲這是病原菌，但因立克次菌被發現而喪失意義，對於該菌也沒有作進一步的研究。相反的，Weil-Felix 起初將X菌視爲病原菌，不久卻加以否定而確認該菌在本症有反應上的診斷價值，這麼一來Weil-Felix反應倍受注目，十年前堀內發現過同種的X菌則被人遺忘。堀內在論文的結尾提及該菌菌株保存在慕尼黑的衛生研究所，隨時可以利用。Weil-Felix的X菌被發現時，若可與堀內的X菌作比較，一定很有趣。可是第二次世界大戰時，該研究所遭到破壞，無法找出菌株。

日俄戰爭前後的留德學人

醫學校每年固定派一至二人留學德國，日俄戰爭前，分別是木下嘉七郎研究瘧疾，川添正道研究婦產科，尾見薰研究外科。明治卅九年堀內次雄啓程研究細菌學，堀內之後則有研究病理的今裕和內科的吉田坦藏。在這些留學學人中，堀內次雄記述他本人和有關的醫學校教授留學的情形，可以得知日俄戰爭前後留德學人的狀況。

堀內次雄於明治卅六年末(一九〇三年)接到留學指示，但因出發前爆發日俄戰爭被徵召而延遲。翌年初，他在給姻親陸軍少佐西村淑一的信中提及這段期間的事情。

我此次奉命赴德留學，預定明年二月啓程。留學期間，家中或許會有諸多不便，但此事乃我之宿望，所以將排除萬難出發。但目前日俄糾紛繼續增高，一旦於啓程前爆發戰爭，我將暫時延緩留學，應召擔任後備軍醫。此次赴歐不知家中是否會發生困難之事，懇請予以關照。

這封信是在為了準備留學，舉家遷往東京下谷區根岸時，於明治卅七年二月五日寄出的。五日後日、俄開戰，堀內被徵召而延緩留學。

堀內次雄於明治卅九年三月上旬啓程，直接前往英國倫敦旅行，然後由英國轉赴德國，進入漢堡熱帶病研究所，展開六個月的學習，其間也曾實際見習海港檢疫。當時，大阪日本紅十字病院院長前田松苗訪德，堀內予以招待並陪同旅行。歸國後，堀內也成為台北醫專附屬醫院的台北日本紅十字病院院長，兩人在公務上經常見面，非常親近。堀內從漢堡轉往慕尼黑，進入 PetenKochel 研究所跟隨 Grubel 教授學習。在堀內的前兩年有二木謙三，同年七月有大滝潤家也到該所。大滝潤家與日後成為台北帝大醫學部首任學部長，後來出任總長的三田定是同學，於明治卅四年（一九〇一年）畢業於東京帝國大學醫科大學，與二木同時進入駒込病院，明治四十一年（一九〇八年）轉入順天堂病院內科，前兩年曾跟隨 Grubel 研究細菌學。留學中，他寄給太太的書信，他的孩子大滝紀雄以〈音訊〉為題，刊載在日本醫事新報昭和四十五年十二月五日的二四三二號前後，計連載八次，內容極為詳細，是了解當時留學生活，以及滯留慕尼黑的日本人的狀況，一項極珍貴的資料。

Grubel乃細菌、免疫學的首席權威，PetenKochel衛生研究所第三任所長。擔任醫學校的細菌、衛生學的教師，致力於瘴癘之地台灣開發工作的堀內，進入Grubel教室接受指導。當時聚集在慕尼黑的許多習醫留學生，大多想取得醫學博士學位，堀內最初也有這種念頭，但早他一年來德的同僚木下嘉七郎則勸他以研究為要，所以他才專心作研究。Mutingerg牧師在東洋協會講演〈日本人的心理〉時，大滝與堀內等曾前去聽講，會場聚滿了聽衆，幾無立錐之地，日本人也約有十人出席。當時正值日本戰勝俄國不久，顯示德國人對日本非常關心。

Grubel為人親切，把教室成員當做家人看待。明治四十年(一九〇七年)三月，二木、大滝、速水(日後京都大學教授)、堀內四人被招待到教授家中，在新建的屋裏，與教授家族共同進餐歡敍，餐後玩撲克牌，非常愉快而忘記了時間已晚。教授每天固定到研究室一次，大約是早上十點至十二點之間，懇切地指導研究員。二木、大滝、堀內三個日本人學習認眞，每天都到教室，而且幾乎每隔三天就到教室工作，直到半夜十二點。二木非常勤勉，幾乎每晚去教室。在寒冷的晚間工作時，就加強火爐火力，並喝熱茶取暖。由此可以想像六、七十年前，在德國研究室的生活狀況。

九月下旬，在柏林舉行第十四屆衛生大會時，二木、大滝、堀內也一起出席。其後應漢堡市的招待，加上其他四人前往漢堡。其中，有已故的國立癌中心總長久留勝的父親久留春三。堀內和久留後來持續通信。堀內因曾經住過漢堡，所以帶他們參觀熱帶病研究所、檢疫消毒船、漢堡動物園等地。二木、大滝、堀內三人暢遊科隆、波昂後，沿著萊茵河上溯返回慕尼黑。途中，堀內等人在 Rudesheim 與中沢亮治見面。中沢亮治回國後轉任台灣中央研究所技師，長年在台北研究醱酵學等，對學界頗有貢獻，是堀內的終生至交，現年九十多歲，擔任武田藥品股份公司顧問，蒐集許多醱酵學的文獻。

回到慕尼黑不久的十一月三日，是明治天皇生日、天長節，Sussel 名譽領事舉辦祝賀宴會招待日本留學生。當時拍攝的紀念照片中約有四十名日本人，其中與台灣有關者有堀內次雄和今裕兩人。翌年天長節時，又加上吉田坦藏參加。今裕與 Roesley 共同研究病理學，Roesley 日後成爲柏林大學教授，許多日本學者曾跟隨他工作。

明治四十一年四月，堀內次雄返國。稍早的一月底，吉田坦藏抵達慕尼黑，他在慕尼黑大學第一內科 Bowel 和第二內科 Friedrich Von Müller 教室實習，另一方面在病理學教室和生理學教室研究。當時 Müller 剛好由 Basel 轉到慕尼黑第六年，已是聲名大噪。筆者曾於一九二七年訪問他，對他印象很深刻，並參考他的自傳出版過《近代德國醫學百年——追踪 Müller 足跡》一書。吉田非常尊敬 Müller，稱讚他的臨床講義內容充實豐富，說明精細，理路分明等。吉田所著《內科診斷學》流傳甚廣，該書參考 Müller 和 Seifeldt 合著的內科診斷學，補充了在東洋諸國最重要的寄生蟲病和熱帶病等資料的不足。

木下嘉七郎的柏林通信

早堀內次雄一年留德的木下嘉七郎，文筆甚佳，曾撰長篇的〈柏林通信〉刊載於明治卅八年七月八日的《台灣醫學》雜誌，詳述日俄戰爭末期的柏林狀況，表達了當時德國人對日本的感情，非常有趣。

繁榮的 Friedrich 街，摩肩接踵往來的人們令人感到驚愕，其中十分之八是尋芳客和賣春者，這是柏林想奪取巴黎的繁華而默許的苦肉政策。由於花柳病橫行，許多學者致力於追究病原，結果木下的大學皮膚科私人講師 Hoffman 認爲病因是與 Schauzin 已知的種類不同的梅毒菌。他的發現引起廣大的迴響，他在柏林醫學校發表時，Lanbenbeckhaus 講堂盛況空前，會前已無立足之地，演講結束時，雖然還有其他幾名演講者，但大半的聽衆已經離去。

木下曾提及日俄戰爭中德國人對待日本人的態度，以及留學生一面牽掛祖國之難，一面做研究的心境。同年八月，有栖川宮殿下爲了參加德國皇太子的結婚典禮前來，暫時停留巴黎。木下敍述道：「在異國迎接我皇族殿下，實令人感到愉快。」日俄戰爭日軍在奉天、旅順戰勝，使日本人在國際上大受歡迎，一舉一動受到注目。到 Verda 賞花，隔日新聞報導說：「被稱作櫻花國民的日本人賞花。在戰爭最激烈的期間，能悠然賞花，充分發揮了純美的性格。」德國起初並不同情日本人，但後來大多數人對日本戰勝感到高興，因為俄國衰退，對鄰國德國而言，可以大為安心。

日語研究慢慢盛行。依政府指示，軍人或個人進入東洋語學校，或作個人的研究。多數日本留學生受到邀請，木下的住處也有陸軍軍官前來請教。同時，東洋人都自稱是日本人，還發生日本人臥病，前往探望時才發現原來是馬來人的笑話。「但這些光榮並非來自眞正的秩序、文明事業的競爭，想起是以幾萬同胞的生命，和數億經費得來，就不禁汗流浹背，不寒而慄。」木下這些反省令人敬佩，同時也反映出他的人格。他返國後留下防遏瘧疾的優良業績，但英年早逝，令人惋惜。關於日本海海戰，他提到：「接近戰爭舞台的台灣，不知台灣南端是否會突然落下俄國的子彈，令人懷念的第二故鄉是否會發生意外事變，不禁讓人寢食難安。對於這種心情，如果說不是鄉愁者，那眞令人忿恨！」

台灣醫學界的發展

日俄戰爭之後

日俄戰爭結束後，赴德留學者陸續返回台灣。戰前留學的川添正道日後創設婦產科，堀內次雄於明治四十一年四月返台擔任教授。早堀內一年留學的木下嘉七郎回台後致力防遏和研究瘧疾，今裕、吉田坦藏等也擔任教授，醫學校的陣容整齊。明治四十一年，在台北市東門町新建的一部分醫學校舍峻工，充分顯示醫學教育發展的徵兆。

明治四十年七月，木下嘉七郎指導的甲仙埔瘧疾防遏作業獲得良好成績，引起學界注目。當時，黑川嘉雄受台北市內一個開業醫師之託，檢查糞便發現A型副傷寒，這是台灣第一次發現，值得記錄。堀內歸國後不久，在台北小南門外設立鼠疫研究室，展開鼠疫免疫的研究，花費一年多終於完成，明治四十三年在台灣醫學會雜誌發表。明治四十年在醫學校事業中，加上公醫養成、熱帶醫學兩項，制定助產婦講習生規程，招募至今不曾被採用的台人女子，條件是具公學校修業三年以上學歷，有志於助產工作者，先在台北醫院內接受為期一年的講習，開拓了台人女子成為助產士的路。

當時，台灣失去兩個重要的人才，分別是後藤新平和木下嘉七郎。明治卅九年十一月，後藤新平轉任南滿州鐵道株式會社總裁而離開台灣。統治台灣之初，因為受到他們精神的影響而來台，後成為他肝膽相照的伙伴，共同致力於開發缺乏衛生、未開化之地的人士，例如高木友枝、堀內次雄等許多醫師，對於後藤的離去都感到無限寂寞。木下嘉七郎在瘧疾研究和預防上貢獻良多，頗受矚目。他才從德國返回不久，但在明治四十一年病逝，享年卅一歲，知道他的才能的人都由衷的感到惋惜。在瘧疾和發疹熱研究上表現傑出的羽鳥重郎，對堀內、木下兩人都很敬重，而且交往密切。對於木下，他說：「木下能享天年的話，一定可以成為台灣熱帶醫學、原蟲學的開山祖，留下偉大的業績，在醫學教育上也可和堀內教授並稱雙璧。」木下的早逝，讓堀內非常傷心，曾全力看護，木下死後他對其家族也很照顧。堀內終生保存紀念木下的照片，可知兩人交情之深厚。

設立總督府研究所

對台灣的衛生、產業貢獻很大的是研究所。後藤新平希望以科學的調查研究，作爲統治台灣的基礎。明治四十年起，連續五年以一百十五萬圓經費，成立總督府研究所。明治四十二年，部分建築峻工，同年四月開始研究工作。

就台灣的氣候、風土、社會、文化的程度及衛生狀態，尤其是廣布全島的風土病與各種疾病等，統治台灣宜先改善這些方面，進而開發產業，所以決定先設置基礎性的研究機構。專賣局雖有檢查課，殖產局有試驗所，醫學校也有各種試驗、檢查設備，但規模都太小，因此，綜合統一設立了大規模的研究所。研究所的實現，歸功於後藤新平的創意和首任所長高木友枝的建議一致。

研究所成立以前，是個缺乏瓦斯、自來水的時代，試管用酒精燈加熱，加壓的水無法使用，極不方便。高木爲了排除這種不便，於是擬定成立綜合研究所的腹案，前往行政長官官邸。見面後，高木作了三、四分鐘的說明，後藤反而起身對他講解約一個半小時有關設立研究所的必要性，研究所隨即即席決定成立。

明治四十二年開辦的總督府研究所，事業逐年擴大。首任所長由醫學校校長高木友枝兼任，醫學校教授堀內次雄兼任研究所技師。山口謹爾技師製造狂犬病預防劑，交給台北醫院，開始使用在被害者的治療，這是草創時期研究所事業中最值得注目的。

明治四十三年，中沢亮治由恩師鈴木梅太郎推介，及堀內的屬意，而任職該研究所，對自己入所經緯，中沢敍述如下：

鈴木梅太郎到台灣視察時，得知研究所需要酵母的研究者。鈴木表示有一個人選，堀內也提及自己所中意的人選，雙方不約而同屬意中沢，隨即定案。中沢赴任時，堀內正在研究腳氣的病因，白米中的酵母被認爲是病因，堀內打算進一步研究白米酵母，要求在慕尼黑交往密切的中沢協助。但中沢於十二月底到任，翌(四十四)年一月，鈴木即發表Orizanin(日後稱爲維他命B)，而腳氣酵母說還沒有著手研究就結束了。

此外，堀內於明治四十二年發表與稻垣長次郎合著的〈腳氣病原研究〉第一回報告，於四十三年另外發表〈關於 Hefe 產生物質對腳氣患者及其他患者血淸的補體結合反應〉一文。

中央研究所的改組

總督府研究所繼續廣泛的研究工作，大正十年（一九二一年），隨著島內各種事情的發展，吸收統合了島內的農業、糖業、林業、園藝等各試驗所，改稱為中央研究所，翌年（十一年）設農業、林業、衛生、工業四部門，分別以大島金太郎、金平亮三、堀內次雄、加福均三擔任部長，所長由總務長官兼任。

衛生部大事充實其內容，昭和九年度的機構和主任如下：

部長：堀內次雄（台北醫專校長）。

細菌學第一研究室：丸山芳登（台北醫專教授）。

細菌學第二研究室：下条久馬一（總督府衛生課技師）、曾田長宗（總督府衛生課技師）。

細菌學第三研究室：鈴木近志。

醫動物學及瘧疾研究室與瘧疾治療實驗所：森下薰、宮原初男。

藥學與衛生化學研究室：荒木忠郎、松浦作治郎。

熱帶衛生研究室：富士貞吉。

實驗治療學研究室：杜聰明（台北醫專教授）。

血清疫苗與狂犬作業室：鈴木近志。

此外，還有食品及衛生化學試驗室、藥品試驗室等，由荒木忠郎技師負責。安達敬智技師則主持台中藥品試驗支所，野田兵三技師主持台南藥品試驗支所。

細菌學第一研究室首任主任是山口謹爾，從事血清免疫學及蛇毒的研究，他去世後，由丸山芳登接任。森下薰於關東大震災的翌年大正十三年一月十六日，搭乘日本郵船信濃丸由神戶啓程，二十日在基隆登陸。木下嘉七郎、羽鳥重郎早就著手瘧疾蚊的研究，森下係接替大正三年到台灣而轉任慶應大學教授的小泉丹的工作。中央研究所於大正十一年整頓完成，各研究室進行分工。衛生部一直到昭和十四年四月改組爲熱帶醫學研究所爲止，都積極地活動達成使命。

中央研究所的衛生部和工業部在同一棟建築物內，各居凹字形二層大樓的一側，中庭有廣大的草坪。外側有寬闊的陽台式走廊，用大圓柱支撐著很高的天花板，對內地來的人而言，是罕見的建築物。台灣地跨熱帶、副熱帶，其氣候、風土、疾病等與內地相異，研究所是配合台灣獨特的研究而建造。

從醫學校到醫學專門學校

大正七年三月，台灣醫學校根據專門學校令設專門部，招收日本人子弟實施醫學教育。大正八年改稱爲醫學專門學校，日本人與台灣人學生一起接受教育。醫學專門學校的首任教授，主要由醫學校教授擔任，基礎學科方面，有解剖學津崎孝道，生理學杉本字一郎，醫生化學則由台北醫院藥局長勝山虎二郎兼任，不久岡山醫專出身的廣畑龍造成爲專任。今裕擔任病理學，轉任慈惠醫專後，改由擔任法醫學的久保信之負責病理學。接著，橫川定上任後，開設第二病理，他負責寄生蟲學，大森斌彥擔任藥理學，丸山芳登教細菌學，衛生學由校長堀內次雄負責。

在日本紅十字病院教授臨床學科，內科有吉田坦藏、小島鼎二，外科有津田誠次、日野一郎，婦產科有早田五助，皮膚科有宮原敦，耳鼻科杉山榮，眼科末盛進，精神科由養浩堂病院院長中村讓兼任，齒科由助教授杉山勇擔任，小兒科後來才成立，設專任教授是很久以後的事。除專任教授之外，總督府以台北醫院的各科醫長、中央研究所技師、文教局技師兼任教授教導學生。

醫專最初的陣容如前所述，當時的各項設施頗不完備。大正十一年九月，從岡山醫專來的廣畑龍造曾在《東京醫事新誌》撰寫回憶文章。他上任時，實習室只有實驗台六座、酒精兩罐、苛性蘇打兩瓶、硫酸及鹽酸等兩瓶、塑膠管兩卷。此外，教學室是十坪大的教室。上任不久的廣畑教導小學畢業的少年，準備實習用的試管、試管台、玻璃器具、試藥、書籍雜誌等。但預算很少，才四百圓，四百圓中，三百圓以上須用於準備試藥瓶，所以只好忍受器具簡陋之苦。而化學教室必須具備的 Chemical Abstract, Zeitschrift für Physiologischen Chemie, Handbuch der Biologischen Arbeitsmethoden 等書籍和文獻雜誌等因無預算，只好自己先購買，待年度經費剩餘時，再轉賣給學校。這些都在堀內校長的支持下進行。後來教室漸漸齊備，十年後，設備已不亞於日本國內醫科大學。廣畑在醫專任職時留下很多業績，戰後返國擔任九州大學教授。

醫專的學生宿舍

醫專招收學生的情況也不完善。根據大正九年四月入學的宮島靖記述，像他這種從日本國內直接入學的人，最苦惱的是宿舍的問題。入學說明書雖提到申請宿舍，但入學後才發現雖有図南寮的宿舍，但早已住滿舊生。新生十多人無處可住，又不能長期住在旅館，所以直接到校長室強硬交涉，校長火速借用位於大正町三條通最盡頭的高等官官舍，作爲新生專用的第二図南寮。約一年半後，御成町的新図南寮落成，全體學生才遷入住宿。

醫專學生的風氣

醫學校改爲醫學專門學校後，由於日本學生也一起受教育，學生間發生了種種問題。宮島等人在一年級快結束時，因醫專學生發生損害學生體面的行動，校長遭受當時加來佐賀太郎總務長官的譴責，校長後來集合全體學生，流淚訓誡的情景，令人難忘。日本學生有很多所謂的豪傑之士，性格豪放不拘者，不在少數，因而引發種種問題，尤其是在官僚作風強烈的殖民地，在內地不成問題的事，在台灣也容易引起問題。

台灣的民族主義運動與醫學校畢業生

大正九年，台灣人的民族思潮澎湃，瀰漫全島，台灣議會設置請願，成立了台灣文化協會、新台灣連盟、台灣民衆黨等政治團體，展開反對日本統治運動。其中，有許多醫學校畢業生參加，像蔣渭水這種擔任領導者的人爲數不少，堀內校長及學校當局都非常痛心。

台灣向來有各種形態的抗日民族運動，直到東京創立新民會後，其影響及於台灣，至於大正十年十月在台北創立台灣文化協會。成立大會包括學生在內，約有三百人出席，盛大舉行，並推林獻堂爲總理，蔣渭水、蔡培火等人爲幹事，本部設於台中。該協會會員兩千人，是台灣知識階級的結合，並包含了中產階級以上的人。起草明示該會目標和手段的宣言者，是大正四年堀內任校長時代畢業，在台北大稻埕開設大安醫院，卅二歲的蔣渭水。

當時，總督田健治郎禁止台灣人組織政黨，所以文化協會以助長台灣文化發展爲名而設立。當時民族意識高漲的台灣人，對協會的成立，有如久旱逢甘霖般地歡迎。蔣渭水於大正十二年一月提出設立台灣議會期成同盟會的申請被否決後，二月在東京直接向帝國議會請願，申請設立同盟會。對此，田總督於十二月逮捕台灣文化協會的主要領導人，將十八名幹部予以公判。大正十三年七月至八月的第一審公判時，渡邊暢、花井卓藏及其他在台律師數人負責辯護，全部被判無罪。檢查官當日提出上訴，於同年十月進行第二審，雖然渡邊暢、清瀨一郎及數名台灣人律師一致主張無罪，但同月廿九日的判決結果，多數被判有罪。被判有罪的被告不服上訴，卻遭駁回，被分送至台北、台中、台南各刑務所服刑。

此一彈壓可說是總督府擔心文化協會所推動的文化運動轉爲政治運動，而先發制人的攻勢，結果反而引起全體台灣人的憤慨，服刑後的被告出獄時，受到民衆英雄式的歡迎。大正十五年春天，文化協會分裂，另組台灣民衆黨，蔣渭水等主流派更加左傾，總督府的壓力愈來愈大。昭和六年民衆黨被命令解散，實際的領導人謝春木逃到中國大陸，蔣渭水則於八月因罹患傷寒去世，事件總算平息下來。

當時，對台灣人子弟而言，官公立學校入學很難，只有台北醫專有較多的台灣青年入學。身爲台灣人鮮少有指望成爲官吏，只好往實業家或可獨立自主的自由業醫師發展，由於是大衆的醫師，職業受社會一般人尊敬，台灣人子弟較優秀、有才能者競相立志入學台北醫專。文化協會成立時，這些台灣人醫師有不少人與其關係深切。醫專校長堀內對多數參加民族主義運動者有某種程度的理解與寬容，這可以從台北醫專專攻科學生吳海水等爲發起人，在大正十年十月文化協會假台北靜修女學校舉行成立大會時，堀內是當時三十名日本人來賓之一的情形加以推測。民族運動盛行時，他因爲擔心運動關係者的安危，巡迴全島，個別拜訪優秀的畢業生，熱情地說服他們。但這件事卻被特高警察誤解，有一段期間被刑事所監視，但堀內校長態度坦然，信念絲毫不動搖。

有人批評堀內校長對台灣人學生和畢業生過分關愛，那是因爲從台灣成爲日本領土後，堀內就和台灣人接觸，而十分理解、同情他們。戰爭末期，對待吳海水最可顯示堀內的態度。昭和十六年（一九四一年）十一月，台灣文化協會的創立者之一，很早即以民族主義者聞名的高雄州鳳山開業醫師吳海水等人，呼應中國軍隊進攻台灣，而蜂起抗日，約有兩百名台灣人被逮捕，發生所謂東港事件。主謀者之一的吳海水被捕，於昭和十八年（一九四三年）被判十五年徒

台灣醫學的海外發展與熱帶醫學

堀內次雄視察南洋

大正四年三月，堀內次雄就任醫校校長後，翌年三月赴南洋視察衛生，這是隨日本國力向南發展，同時顯示台灣醫學開始向海外的發展。當時正值第一次世界大戰，興起南洋熱，台灣總督府致力各方面的調查、蒐集資料，支援民間的南方企業。同年，施工了幾年的總督府新廳舍竣工後，組成了台灣共進會。另一方面，團長新渡戶稻造率領南洋視察團，視察南洋各地，台灣成爲日本南進發展的立足地的時期。

堀內次雄等人到南洋視察的主要目的，是爲了指導位於北婆羅乃和東海岸 Tawao 的久原產業股份公司的衛生和建築。建築方面，由總督府專賣局技師尾辻國吉擔任。堀內等人從新加坡花費一週抵達 Tawao，目的地橡樹園位於距離海岸一公里酷熱的地方，他們經過崎嶇不平的道路才抵達。沒有水井設備，當地人平時使用河水，當時正是雨季，河水污濁，堀內等人自創污水清透法和冷卻法，供應給視察團，受到歡迎。他們由北婆羅乃西海岸 Zeselton 港登陸，訪問英國州長，因為他的夫人是日本人，所以得到了種種方便。他慰問被拘禁的德國人俘虜，並在蘇門答臘的 Madan 對著日僑演講。

旅行期間，堀內視察了各地的生活、風俗、習慣等，經驗了良好的熱帶醫學教育，他和久原房之助親近，對南洋的事業狀況有所了解，開闢了醫專畢業生發展的處女地。南洋各地的地方病與台灣大致相同，使他覺得在台灣受過熱帶醫學教育的醫師可以到南方立即施展抱負的印象，他認為可以教育當地的交通、人種、習慣、疾病預防、治療等科目。堀內日後在醫專畢業生的博士課程設立熱帶醫學專攻科，畢業後授給日本唯一的熱帶醫學士學位，而且設了日本最早的寄生蟲學教室。

當時爪哇的瘧疾特效藥奎寧，產量占全世界產量的百分之八十，荷蘭雖保持中立，但處於可能親德的狀態，如果這樣，日本無法輸入奎寧。當時治療瘧疾仍依賴奎寧，對瘧疾猖獗的台灣非常不利，最好的對策是在台灣栽種奎寧樹。栽培奎寧樹須避免高溫或低溫，以華氏五十至六十度溫度變化少的地方為佳。爪哇雖是最適宜地點，但日本找了台灣作為栽培地點，堀內建議以日本人力量栽種奎寧樹。

後來，星一赴爪哇簽合約，把奎寧樹帶回日本。大正十一年星製藥公司在高雄州山地 Lei 社開始栽培奎寧樹，該公司經營奎寧樹園，但因資金不足不得不中止。武田藥品股份公司於昭和三年以後，在台灣找尋合適地點，與東京帝國大學農學部合作，調查研究奎寧樹的栽培。昭和八年十二月，借用位於台中州竹山郡溪頭的東京帝國大學實驗林的部分土地經營試驗農園。昭和十年十一月，在台東廳 Chukakulei 社與 Tabakasu 社內的山地、台中州竹山郡大水堀等地從事栽種。總督府中央研究所衛生部也從昭和八年以後，在台東廳的山地著手栽培事業。

博愛會醫院

台灣醫學界已成長到向海外發展。大正七年七月，在對岸廈門開設日本、中國合辦的財團法人博愛會醫院，開始為一般民衆治療。翌年七月，在廣東（今廣州）、福州兩地又再開設一家博愛會醫院，由台灣總督府負責人事和經營。博愛會在華南很活躍，尤其是中日事變擴大，戰火波及華南時，台北帝國大學醫學部已成立，熱帶研究所也很充實，博愛會與這些組織合作，活躍於衛生界。昭和十三年，以廣東為主的華南瘧疾蔓延時期，博愛會醫院與大學派遣人員合作致力防疫工作。

遠東熱帶醫學會與台灣醫學界

日本和擁有泰國及遠東殖民地的歐美各國醫學人士合作，共同成立遠東熱帶醫學會，每四年變更地點召開總會。第二次總會於大正元年在香港舉行，當時台灣第一次派羽鳥重郎出席，講演〈北投瘧疾防遏結果〉。

台灣醫學界橫川定的〈橫川吸蟲之發現〉、〈中川幸庵的肺吸蟲等二中間宿主之研究〉以及〈瘧疾和其他風土病的研究和防遏成果〉，逐漸引起世界學界的注意。台灣與日本、朝鮮、關東州構成了遠東熱帶醫學會的一環，堀內次雄代表台灣擔任該學會副會長。

昭和二年十二月，在印度加利庫特舉行第七次總會，日本有志賀潔、秦佐八郎等二十餘名學者參加。台灣則有堀內次雄、森下薰及擔任海港檢疫官的桐林茂、宮本曉誕四人參加。十一月六日，搭乘盛京丸由基隆出發，經廈門、汕頭、香港。當時華南各地設有博愛會醫院，台北醫專的畢業生人數很多，堀內一行沿途受到官民的歡迎。他們在香港轉乘英國輪船，十一月十五日抵新加坡，視察健康中心和瘧疾防遏作業，並至 Johore，Penang 的蛇廟觀光，也視察了石原產業鑛山與三五公司等日本人經營的橡膠園，提供了台北醫專畢業生向海外發展的工作機會。

昭和五年到昭和八年初，在泰國曼谷舉行第八次總會，橫川定、富士貞吉、下条久馬一代表台灣出席。此時，橫川擔任學會的台灣書記長。昭和九年，第九次總會在中國南京召開時，台灣方面由曾田長宗、茂木宣出席。昭和十三年十二月，第十次總會在法領印度（今北越）的河內召開，筆者以台北帝大教授身分與同事杜聰明教授出席，當時因中日事變擴及華南，日軍剛占領廣東，各國學者看到日本人時的表情很微妙。會議雖決定下次召開地點在Rangoon，但礙於戰爭，無法如期舉行，該學會也因此結束。

台北帝大醫學部誕生

制定一般教育

明治廿八年六月台灣總督府設立後，立刻把學務部臨時事務所設在大稻埕，不久將其移到郊外的士林街芝山巖上，七月起開始日語的講習。翌(廿九)年，總督府公布直轄學校官制，設立國語學校和國語傳習所，展開教員的培養和初等普通教育。明治卅年設立醫學講習所，明治卅二年設立醫學校。明治四十年在台北設立中學校、高等女學校各一所，開始中等教育。明治四十二年，台北中學校的建築物落成。大正三年(一九一四年)，在台南新設高等女學校，翌(四)年在台中增設中學校。大正七年，在台南新設高等女學校，並於大正三年成立工業傳習所，大正九年設立商業學校和工業學校。

幾年後，熟習日語的台人子弟漸增，大正九年（按：應是大正十一年）開了日本人與台灣人共學的先例。大正十一年的教育改革，確定中等學校全部共學的原則。初等教育則因使用日語的關係，無法立即實施共學制，原則上常用日語者進入小學校，不常用者進入公學校。師範教育因與日本國內情形不同，爲養成必要的教員，與日本國內依師範教育令設置情況稍有不同，招收尋常小學校（戰前日本小學的稱號，有如我國所說的「國民」小學）畢業程度者，修業年限是七年。

大正中期，高等普通教育人才制度化。大正七年，在只教育台灣人的醫學校設置專門部，對日本人也實施醫學教育，翌（八）年改制爲醫學專門學校，昭和二年（一九二七年）改稱爲台北醫學專門學校，昭和十一年進而成爲台北帝大附屬專門部。大正八年，在台北開設高等商學校和農林專門學校。十一年，依高等學校令設置尋常科四年、高等科三年（文科、理科）的七年制台北高等學校。十五年，設立台北帝大預科。

創立台北帝國大學

台灣接受日本統治後不久，日本國內成立了以桂太郎爲會長的台灣協會。明治卅二年（一八九九年）二月，評議員阪谷芳郎向桂會長提出大學設立建議書。台灣始政僅四、五年就提出這種大學建議書，顯示當時這些人士的理想遠大及意氣高昂。但理想的實現並不容易，此案最後不了了之，其間，設立了專門學校。日後設置大學的風氣逐漸興盛，而於昭和三年（一九二八年）設立台北帝國大學文政、理學兩學部，總長是幣原坦，他是戰後不久成為首相的幣原喜郎的兄長。創立台北帝國大學時，雖也有設立醫學部的意見，但據傳因為台北已有台北醫專，活動頗為活躍，加上設置醫學部需龐大預算，所以計畫暫時被擱置。

帝國大學位於水道町台北市南東的郊外。大學本部與文政、理農學部數棟紅磚四樓的建築物巍然並立，其間植有大王椰子樹，教室座落在副熱帶植物的綠蔭中，背後是理農學部廣大的農場和果園。

籌備台北帝國大學醫學部的設立

台灣逐漸開發，並向華南、南洋方面拓展，所以重要性增加。昭和十一年（一九三六年），醫學部設置計畫終於實現，內定後的方針，以堀內校長為首，台北醫專的人士奔走於總督府文教局、警務局等與其協議。內定首任學部長為東京帝國大學教授三田定則，三田是法醫學教授，以研究血清學而聞名。教授候選名單，則多數從日本國內大學的教授、助教授挑選，也有從台北醫專教授或台北醫院醫長轉任者。外科的沢田平十郎被內定為醫學部教授候選人，他由北海道帝大副教授轉任醫專教授，不久，筆者也從北海道大學副教授轉任。

筆者於昭和九年九月廿一日，威勢洶猛的室戶颱風來襲的翌日，從神戶搭乘內台連絡船。該船是同年二月中旬始航的八千五百噸新船高千穗丸，船內設有沙龍、食堂，裝潢華麗，風評極佳，是設備舒適的快速船。與前輩們渡台情形相較，內台連絡航路顯然有長足的進步。在颱風過後的晴朗天氣及平靜的海上度過四天後，抵達基隆。基隆雖因多雨稱為雨港，當天卻天候良好，從抵達埠頭的船上，可以看到前來迎接的台北醫院內科醫員，以及在吵雜聲中來往的苦力。

日本學術協會第十次大會

昭和十年五月，日本學術協會第十次大會在台北帝國大學舉行。日本學術協會是個網羅各專門領域的學會，每年在日本的一所大學舉行大會，活動內容包括演講、交換研究成果、進行連絡等。開會之初就傳出從內地出席的會員中，有染患急病危在旦夕者。待趕到會場時，令人驚訝的是，已有兩人死亡，僵直地躺在長椅上，另一人則脈搏微弱沒有意識，幸好是平日健康的人，因此在注射多量的強心劑後漸漸甦醒，入醫院療養數日後即離台。急性死亡的原因則完全不明，可說是原因不明的猝死。復原的另一人為急性心衰竭，因醫院無心電圖而無法詳細檢查，死亡的兩人亦無法解剖。

該次學會，有北大名譽教授宮部金吾、東大名譽教授石川千代松兩位碩學長老出席。兩人因交情深厚，搭乘同船且同處一室。宮部名譽教授抵台北時患感冒，經靜養後復原。石川名譽教授則稍晚發病，併發氣管支肺炎，進入台北醫院後去世。當時不像今日，既沒有化學療法劑，也無法施行特殊的治療法。

同年十一月，和往年一樣舉行台灣醫學總會，從日本國內、朝鮮、滿州等地有許多醫學者出席。大家應鐵道旅館的招待觀賞電影時，從大阪前來出席的長老緒方十右衛門博士突然倒下，疑似腦溢血而入院，經短期間的靜養後歸國。

那一年對學會而言可謂多事之秋，台灣北部的新竹州苗栗地區發生強度地震，匆忙派遣救護車前往。在此情形下，因所需的儀器、道具不全，而倍感迫切需要充實大學的病院。當時，台北醫專的附屬醫院日本紅十字病院也派出救護班支援，日本紅十字病院向來的使命即在此。

解散台北醫院

台北醫學院位於市中心，與總督府官邸、新公園爲鄰，距離總督府很近。明治卅四年左右，於此地興建新醫院，大正年間改建，可稱爲東洋最壯觀的哥德式建築物。醫院佔地寬闊，病棟的間隔也大，尤其是病棟的後面，與傳染病棟之間相隔了極大的空地，佔地極廣，據說是出自後藤長官宏大的構想。醫院內榕樹、椰子樹、檳榔樹茂盛，顯示副熱帶醫院的風情。

台北醫院首任院長爲山口秀高，經高木友枝、長野純藏，明治四十五年至大正九年爲稻垣長次郎，後來爲在職兩年的下瀨謙太郎，繼由倉岡彥助接任，直到昭和十一年，大學移管前，都由他任職。倉岡很早即渡台，任總督府技師，對鼠疫防治等衛生方面頗有貢獻，性格豪放豁達，有酒量、好長談，擅長日本畫與油畫，興趣廣泛，而且能以左右手書寫等。倉岡院長與堀內校長，爲台灣醫學界長老之雙璧，將這兩位長老作比較，是當時的話題。堀內的性格與倉岡成對比，謹愼、認眞，多是談事務性、學問性及修養等話題，而且不苟言笑，雖常出席酒宴，對於飲酒卻有節制，到一定的酒量就覆杯談笑。醫院有皮膚科於保乙彥、婦產科迎諧兩位長老，兩人在食堂共進午餐時，常提起前輩的軼事、趣聞及珍談。於保在病院交給大學短期管理期間，繼倉岡退休後擔任院長。

隨著醫學部的創立，台北醫院移管成爲台北帝大附屬醫院。以此爲契機，迎諧離開病院在外開業後，得到病人的信賴，事業繁盛。戰後他也應中國政府之邀，仍暫時留在台北一段時間。外科的本名文任，後來成爲京城帝大教授。小兒科的酒井潔留任台北帝大教授，遣返後擔任慈惠醫大教授。此外，內科的中川雅美、X線科的花室憲章、齒科的大橋平治郎等人留任台北醫院醫長，但都比於保和迎諧來台任職時間晚。

開設醫學部

昭和十一年一月，台北帝國大學新設醫學部。三月，東大教授三田定則奉派出任醫學部長。橫川定（寄生蟲）、富田雅次（生化學）、森於菟（解剖學）等年長教授，細谷省吾（細菌學）、蓑島高一（生理學）、森下薰（衛生學）、細谷雄二（生理學）、金關丈夫（解剖學）、和氣巖（病理學）、杜聰明（藥理學）、武藤幸治（病理學）、久保忠夫（法醫學）等教授就任後，堅強了基礎醫學陣容。其中橫川定、杜聰明兩人從醫專轉任，森下薰則從中央研究所轉任，其餘的都從日本國內大學轉任。

昭和十二年九月，三田醫學部長繼退休的幣原總長成爲台北帝大總長。東大名譽教授永井潛出任新醫學部長，永井是生理學教授，相當健談淘淘不絕，講課常吸引不少學生，著作有《生命論》、《醫學與哲學之境界》兩本書，極爲有名，被稱爲使洛陽紙貴的名人。

筆者在這一年爲了擔任內科學課程，被任命爲醫學部教授。翌（十三）年台北醫院移交給大學，成爲大學附屬醫院時，筆者奉派爲首任院長。臨床教授桂重鴻（內科）、沢田平十郎（外科）、河石九二夫（外科）、酒井潔（小兒科）、茂木宣（眼科）、高橋信吉（皮膚泌尿科）、眞柄正直（婦產科）、中修三(精神科)、沢田藤一郎(內科)、上村親一郎(耳鼻喉科)等人陸續上任。酒井潔從台北醫院醫長轉任，茂木宣和上村親一郎則從台北醫專教授轉任。其他都直接從日本國內或歐美留學歸來後上任，分別致力於教室設備與臨床工作。醫院的增建、改建才剛開始，雖然使用舊醫院有許多不完備之處，但因為整修而帶來混亂也是情不得已的事。

規劃及重建老舊的基礎教室已展開，首先是寄生蟲學、細菌學教室完工，附屬醫院也開始充實設備，增建新館，改建舊館等。新館建於舊館後面的廣大空地上，為四樓口字形建築，增築施工於昭和十七年完成。當時正值戰爭末期，建築物還沒有完全啓用就開始疏散，不久戰爭即告結束。

堀內校長的退職與創立附屬醫專

台北醫學專門學校，由於是台北帝國大學附屬的專門部而留了下來。三田醫學部長擔任主事事務，同時兼任中央研究所衛生部長。日赤(即日本紅十字)病院則仍為專門部的附屬醫院，供作學校使用。

堀內次雄趁這機會辭掉校長，但因三田的勸說而留任日赤病院院長。昭和十一年三月十二日，在醫學專門學校校友會的有志者協助下，盛大舉行堀內校長在職四十年祝賀會，而且在校園鑄造銅像。新任的三田醫學部長爲首，各教授都參加了祝賀會。

醫學專門部最初的教授爲：解剖學安達島次、生理學中村勉、醫化學廣畑龍造、病理學花房正三、寄生蟲是小林英一等兼任，由以前的醫專教授留任或醫學部助教授兼任，而藥理學爲上田英之助，細菌學由栗本珍彥兼任，衛生學則是菊野正隆等新任，法醫學爲小片重次兼任。臨床學科方面：內科學爲醫專時代即在職的筒井龍雄、下川八男，外科學大村泰男，婦產科學大賀征，皮膚科淺井微，耳鼻喉科山下憲治，眼科河本正一，小兒科福田凌，精神科爲醫學部的助教授奧村二吉、黑沢良介兼任，齒科由古木千代郎擔任。這些人當中有幾位戰後返國成爲各醫大的教授。

專門部初期仍依照過去利用日赤病院與醫學部基礎教室的一部分，後因稱爲泉町的大稻埕附近的日赤病院新建後，乃轉移到新的日赤病院，在此舉行了三、四年的臨床教學和臨床有關的授課，但基礎教學仍在東門町上課。

台北帝大新設醫學部且合併附屬醫學專門部，與日本國內醫專向來升格爲單科大學，擴充規模的情況不同，這是因爲台灣的情形，必須具備與大學不同的專門學校教育有關。除附屬醫學專門部之外，由於台灣醫學的特殊性和地域條件，曾積極考慮宜在台灣南部設立單獨以熱帶醫學爲重點的醫學專門學校，並選擇了屏東市和高雄市，兩地市民均極力爭取設置，屏東市強調其具備多種熱帶氣候特色，所以應設於該地，設校用地已準備好的高雄市則反稱，屏東因駐有飛行部隊，噪音可能引起使用聽診器教育的障礙，而高雄市為台灣南端的港口，容易從南方取得熱帶病以及熱帶衛生相關的資料。不久戰況愈加激烈，結果因為日本的戰敗，該計畫遂無疾而終。

醫學部開學紀念活動、舉辦各醫學總會

台北醫院移交給大學病院前後，街頭到處流傳「改為大學病院，將以研究和教育為主，病人可能被當成鼠或兎子，得不到親切的診療」的謠言。這是嚴重誤傳，因為診療和研究可以兩者一體同時並行，熱心研究者可藉由詳細檢查病患得到正確的診療。永井學部長和任職院長的筆者，曾在報紙上澄清，或者一有機會就加以說明，使人理解。

其間，醫學部的陣容有：基礎教室大致整頓完成，雖然臨床教室還沒有完全竣工，但醫院各科逐漸完備。利用這個機會讓一般民衆參觀，藉此了解醫院的實際情形。昭和十三年，舉行醫學部開學紀念活動，公開了醫學部研究室和附屬醫院，在公會堂（今中山堂）舉行講演會，非常成功。講演由三田總長、永井學部長、附屬醫院院長的筆者擔任，同時外科的沢田平十郎也提供了手術影片供作觀賞。

公開教室裏展出各種標本和圖表，有許多很引人感興趣的。其中，不僅一般人，連筆者等在台灣任職的教授也感到驚訝和十分稀奇，是台北近郊有個約十九歲的農夫，因腸閉塞症，寄生其體內的蛔蟲竟多達二〇九七條。這是大正元年（一九一二年）左右，日赤病院的內科醫師吉田坦藏在診視貧血、嘔吐，而吐出蛔蟲的患者，因為他呈現顯著的腸閉塞症狀，而立即施行外科開腹手術，切除空腸以下二分之一的回腸，取出大量的蛔蟲製成了標本。看到在日本國內無法想像的大量蛔蟲寄生之例，對於跨副熱帶、熱帶的台灣的稀奇病例，令人感到興趣，進而對該地今後醫學的發展，懷抱極大的期待。

因醫學部的新設，使台灣醫學界更加多彩多姿，吸引全國醫學界的矚目。後來，昭和十四年第十三次日本藥理學會（會長杜聰明教授）、第十一次日本衛生學會（會長富士貞吉教授）、第十五次日本生化學會（會長富田雅次），昭和十六年第二十次日本生理學會（會長細谷雄二教授）都在台灣舉行。

昭和十五年（一九四〇年）三月，醫學部歡送了三十六名第一屆畢業生。

中日事變、大東亞戰爭時期

戰爭的進展與醫學部

昭和十一年設立台北帝大醫學部時，日本國內發生許多官員遭到暗殺及震撼全國的二、二六事件。翌(十二)年七月，戰火擴大到中國本土，日本捲入中日事變。這一年夏天，從台北松山機場起飛，突襲上海、華南的飛機編隊每日不斷。台灣是日本前進南方的基地，很早就進入戰爭狀態。

華南方面，日軍於昭和十三年十月佔領廣東(現廣州)，翌(十四)年二月登陸海南島。當時，台北帝國大學惟恐廣東中山大學等當地的文化設施遭到破壞，爲了保護，曾派遣醫、理學、文政各學部的教官前往。

永井潛在昭和十四年辭去醫學部部長赴北京後，解剖學教授森於菟擔任第三任醫學部長。昭和十六年（一九四一年）結束任期，後由生化學教授富田雅次接任。太平洋戰爭爆發是十二月，日軍攻佔香港，十二月底森於菟以代理醫學部長身分視察香港，台北帝大有意接收並利用香港的醫學研究教育機關及香港大學，但到當地視察後，因條件不符，尤其是軍方的方針不同意接收，使他在毫無成果之下返台。他在其著作《寫在砂上的記錄》一書表示：「後來回想起來實在幸運。」也許他是考慮當時若深入的話，會陷在日後的戰局中無法自拔。

香港當地稍微安定，開始實施軍政時，筆者和堀內次雄搭機赴廣東，沿珠江而下，訪問香港。因有香港大學和美觀的瑪利女王病院等設備，考量或許台北帝大可利用而前往考察。停留期間，香港的部分地區遭美機轟炸，想到戰局延長，不知日軍能否長期佔領香港，戰爭的未來值得憂慮，所以沒有深入此一問題就返回台灣。

戰況愈來愈激烈，軍部的要求更加強烈，軍部曾向富田學部長交涉，是否可讓出鄰接醫學部的日赤病院擴大為軍用醫院，但該建築物已經決定轉讓給病理學教室，所以拒絕了軍方的要求。不久，富田為了要事赴日本國內出差後，因患病提出辭呈。筆者於昭和十七年十月繼富田之後接任醫學部長。

設置熱帶醫學研究所與熱帶醫學會

昭和十四年四月撤銷中央研究所，讓農業試驗場、林業試驗場、園藝試驗場、糖業試驗場等各自獨立，恢復中央研究所設立前的體系，化學部、衛生部分別成爲工業研究所、熱帶醫學研究所，附設於台北帝國大學，所長爲教授，所員爲教授或副教授，熱帶醫學研究所由熱帶病學科、熱帶衛生學科、化學科、細菌血清學科、厚生科等五科組成。熱帶病學科附設研究主題爲瘧疾治療實驗所，熱帶衛生學科也負責定期檢查台北附近的水質。其他學科除了原有的研究之外，也監督管理台北、台中、台南醫藥品試驗是否適妥的事務。細菌血清科製造狂犬病預防劑、痘苗到白喉、破傷風、瓦斯壞疽、蛇毒等的治療血清，以及其他一般痘苗，在防疫方面貢獻很大。並在台北市外的士林增設分所，擴充上述的治療和預防劑製造。

熱帶醫學研究所最初由總長三田定則擔任所長處理事務後，由醫學部長永井潛兼任所長。昭和十五年，總督府衛生課技師下条久馬一轉任台大教授，成爲專任所長。

本研究所創立之初的專任職員，大多是中央研究所衛生部時代的職員續任，當時的主要人士如下：

熱帶病學科　科長宮原初男（教授）、森下薰（醫學部衛生學教授兼任）

熱帶衛生學科　科長富士貞吉（教授）

細菌血清學科　科長細谷省吾（醫學部細菌學教授兼任）、下条久馬一（總督府技師兼任）、武田德晴（醫學部細菌學教授兼任）、栗木珍彥（醫學部副教授兼任）

化學科　科長野副鐵男（理農學部教授兼任）、安江政一（副教授）

士林支所長　細谷省吾（兼任）

細谷省吾於昭和十五年九月擔任東大傳染病研究所教授離開台北，日後發現Tricomycim。其後，中島壽繼細谷省吾出任細菌血清學科長，他去世後由岸田秋彥續任。長野泰一以技師身分赴士林分所，戰後返日成爲東大傳染病研究所教授，後來擔任所長。下条久馬一由總督府技師成爲台北帝大教授，任熱研所長一職的經過已如前述。曾田長宗以熱研副教授身分留美，昭和十五年二月歸國後，成爲教授和厚生學科長。

昭和十五年十月，醫學部成立南方醫學研究會，在醫學部大講堂舉行成立大會。這是隨著對南方的認識高漲，醫學部學生們體認到醫學，即以華南、南洋爲主的熱帶地方醫學研究的重要性的結果，所以在職員、學生的熱烈支持下成立。當時，富田醫學部長以「南方圈建設之構想」爲題，向學生懸賞徵文，入選者陳熙春、松谷哲男、詹丁枝等。

台灣以前就有熱帶病集談會，熱心研究和討論熱帶疾病。因軍事情勢緊迫，解散後以貢獻南方醫學爲目的，昭和十七年六月，在醫學部講堂舉行熱帶醫學會成立大會，並發行《熱帶醫學》雜誌。雜誌由細谷雄二(生理)、武藤幸治(病理)、森下薰(寄生蟲)各教授負責編集，創刊號刊載稻田竜吉、桂田富士郎、三田定則、宮島幹之助、堀內次雄等的祝辭，横川定、酒井潔的總論。同時，外語雜誌 Acta Japonica Medicinae Tropicalis 也得到醫學部的協助出版。熱帶醫學會成立的同月，高雄發現登革熱，八、九兩日即蔓延全島。醫學部皮膚科教授高橋信吉因該病去世，因罹患死亡率極低的病症而去世，令人感到遺憾。熱帶醫學會於同年十二月舉行以登革熱爲主題的研究會，《台灣之醫界》雜誌發行特集。登革熱於一年後，即昭和十九年十一月戰況激烈時，頻頻發生。不久因日軍節節敗退，熱帶醫學會無法持續，雜誌也在出版二卷一號後不得不停刊。此外熱研另外發行《熱帶醫學研究》作爲研究所的機關報告。

日華醫學會與東亞醫學會

日本佔領北京等華北地區時，將北京大學置於其管理下，派遣日本人教官教育中國人。昭和十四年，永井潛辭去台北帝大醫學部長轉到北京，擔任北京大學醫學院顧問，頗爲活躍。日華醫學會在北京成立，昭和十五年舉行第二屆大會，出席者有東大教授栗山重信、京大名譽教授森島庸太等許多日人學者，筆者在會中發表〈台灣肺結核的地方特別性〉一文。

戰局擴大爲大東亞戰爭，日華醫學會參加國家增加，成爲東亞醫學會。該會的形式類似戰前的遠東熱帶醫學會，排除東亞以外的國家。昭和十八年四月，在東京舉行第二屆東亞醫學會，台北帝大有外科教授沢田平十郎出席，以「以剔脾爲主的慢性瘧疾脾臟的臨床研究」爲題作特別演講，茂木宣、富士貞吉教授也出席演講。

當時，與日本國內聯絡的海路、空路都很危險。昭和十七年五月，往南方的大洋丸在五島沿海受到潛水艇的魚雷攻擊而沈沒，許多人因此遇難，其中包括在台灣建設嘉南大圳聞名的八田與一技師。翌(十八)年三月，日台航路船高千穗丸被擊沈。昭和十九年六月接替富田雅次的生化學教授志賀直到大阪迎接家族時所搭乘的船，也從基隆出發不久後，在長崎港外五島沿海附近，被美國潛水艇擊沈遇難。客船遭到擊沈，飛機墜落等消息則不時耳聞。

台灣奉公醫師團的組成與醫學部學生的應召

昭和十五年十月，在東京成立「大政翼贊會」展開所謂的新體制運動。隨後台灣也在翌(十六)年四月組成皇民服務會，民間醫師也於昭和十七年一月組成台灣奉公(按：服務)醫師團，假公會堂舉行成立大會，推長谷川總督爲總裁，幹部爲吉田坦藏、樋詰正治、後藤薰、小林準一等，網羅日、台的開業醫師，其使命是爲了整頓醫療救護體制、處理空襲災害、配給統治下的醫藥品和衛生材料等，並選拔派遣前往南方的台灣人醫師等。戰後服務醫師團幹部往往被不幸在外地戰死的奉派醫師家屬所怨恨，以及被指責醫療材料配給不公等，遭到許多責難。

畢業生中也有很早就被徵召者。生理學教授細谷雄二的短詩，被刊登在醫學部同窗會誌《東寧》昭和十五年十二月號，短詩題名是〈送第一屆畢業生六君〉：

於紀元二千六百年之佳日，六人應召出征。
生命如青木草葉般清新的戰士，引頸盼望其得到戰功歸來。

昭和十八年，出征畢業生戰死的報告陸續傳來，於是舉行了追悼式。醫學部的《東寧》在昭和十八年號登載了稅所、江原、永山，昭和十九年號報導山形、北川、大久保正康等人戰死的訊息，醫專畢業生也有一些人相繼戰死。

協助軍隊

昭和十八年九月，總督府實行人口調查的結果，台灣的人口數約六百九十萬，比大正九年十月，即二十三年前的第一次國勢調查增加了百分之八十，顯示日本統治下的衛生情況改善。但昭和十七年十二月公布物資統制令結果，公布醫藥品、衛生材料的生產、配給、消費統治規則，顯示醫療、衛生措施困難，居民平常的營養、生活狀況也惡化，而且曾經流行疫病。

台大醫學部不只畢業生，連教官、醫師也逐漸被徵召，而日本人、台灣人醫師同樣被徵召。研究、診療、防治也極度缺乏人員，很難正常推行工作。在這種情形下，各教室仍持續研究，或接受軍方委託，或自發的著手研究與戰爭相關的課題。其中生理學科的細谷雄二被委託研究在夜間也能看見東西，有關眼睛的研究，該研究戰後成爲他從事「視紅研究」的動機，病理科的和氣巖以猿猴研究高度上空環境對生態的影響。在台灣，森下及其他人對瘧疾研究一向很有貢獻，筆者並參加以官川米次爲班長所領導的文部省瘧疾研究班。

中日事變時，中國大陸的日軍爲瘧疾所苦，日軍對當地的瘧疾缺乏認識而束手無策，但與其歸咎於軍醫部的責任，不如視爲日本醫學界對瘧疾的認識甚爲貧乏，大學也只不過教導了一些無關緊要的內容。

昭和十四年四月，在札幌舉行第六屆日本內科學總會(會長有馬英二教授)時，決定將翌年在東京舉行的日本內科學總會與日本傳染病學會合作，主題定爲「瘧疾的臨床」，筆者被指派爲負責人。當時急需加強日本醫師深入了解瘧疾，而且這是與軍醫部的活動、戰力有關，顯示戰爭的影響會波及學界的研究課題。但台灣在致力防治瘧疾的結果之下，因爲都市不流行，流行地也很少發生惡性瘧疾，所以很難獲得研究材料。筆者認爲廣東或許可以看到戰地瘧疾的機會，於是在昭和十四年四、五月，前往廣東觀察那一帶環境，以及患病士兵的狀況。

南太平洋戰爭繼續發展，日本海軍佔領 Rabaul 時，台北醫專畢業生以海軍軍醫身分前來的研究生，到學部長室拜訪筆者，轉達了海軍決定在 Rabaul 建設半永久性的設施，但因駐紮的軍民爲瘧疾所苦，海軍醫務長希望筆者提供有關的對策指導。但筆者身爲學部長，無法離職前往，雖提出想拜訪石井副教授由他代替的構想，但石井出差廣東回來後，因阿米巴赤痢還在靜養中，結果由熱帶醫學研究所的宮原初男前往。宮原達成任務歸來，但停留在當地期間，受到激烈空襲，曾經歷了手提顯微鏡，退避到防空壕的危險狀況。羽鳥重郎以七十多歲高齡，不時赴泰、法屬印度支那、海南島等地，挺身調查瘧蚊而引人矚目。當時前往南方的心境，他曾吟詩表示：「年已逾七十，仍非收弓休息之時。」此外，當時也積極派遣人員前往海外。

中日事變後不久，廣東地區曾流行霍亂，博愛會醫院在軍方的協助下致力防治工作，台北帝大醫學部也派遣醫員參加，筆者以附屬醫院院長的身分前往，視察了教官員林千種所負責的數十名霍亂患者的病房，前往泰國、海南島、法屬印度支那、馬來西亞、新幾內亞、爪哇、蘇門答臘等地的人有：下条久馬一、森下薰、富士貞吉、宮原初男、羽鳥重郎等人。下条熱研所所長兼任海南島民政部衛生局，與軍方保持連絡。醫學部衛生學森下薰教授於昭和十八年一月至八月，在西新幾內亞成爲約三十名部隊的負責人，昭和十九年二月中旬至五月底以 Sulawesi Makassar（現 Ujung Pandang）的海軍民政府熱帶衛生研究所爲根據地，展開活動。昭和十八年，因海南島石鑛的中國人勞工陸續有人死亡及染病，對挖掘鐵鑛效率影響極大，於是由軍方向台大要求派遣醫療班，從戰時留任的台灣人助手中選出各科醫師、護士二十餘名，由森於菟擔任班長，前往當地。熱研的富士貞吉教授，於昭和十九年四月，戰況激烈時前往爪哇，擔任軍方設立的醫大（校長是板垣政參）衛生學教授。該大學學生是印尼人，隨戰爭結束，大學移交給印尼學生管理、日本人教授被收容在爪哇郊外的山地收容所，後來移到新加坡沿岸的無人島，到昭和廿一年七月才返國。

台北帝大醫學部的疏散

昭和十九年三月底，台北等台灣各都市開始遭到空襲，台灣總督府無法粉飾守衛台灣的危機，聚集官民代表說明美軍在南方諸島的攻佔計畫，美國機動部隊攻擊沖繩，而台灣早晚也可能陷入相同命運，軍方計畫放棄台北市，退守山地。大學則以第四任總長安藤一雄爲主，各學部首腦連日開會協議的結果，作成文政、理農、醫、工四學部各自選擇疏散地點的決議。而大學本部、理農、文政、工等三學部都不疏散仍然停留原處，這些學部因在台北市南方，遠離市中心，所以可能被認爲無需疏散。惟醫學部因位在總督府和台北車站附近的市中心，極可能成爲砲擊目標，而決定儘速疏散。疏散地點爲大溪，但是研究上重要的設備、書籍、信件等無法送至大溪者，則特別計劃挖掘鄰接台北近郊士林之大學附屬的熱帶研究所的山麓坑道收藏，這坑道據說可耐大型砲彈的直接攻擊。疏散計畫雖已決定，但醫學部並沒有立刻從台北疏散。昭和廿年一月三日，台北市內受到砲彈與燒夷彈的轟炸，受害慘重。其後，台北不斷受到美機的攻擊，不分晝夜、發出警報。但大學的工作依然繼續，授課、診療照常進行。不過，外科手術等因考慮空襲的危險，不使用平常的手術室，改在地下的臨時手術室進行。五月六日清晨，台北遭受空襲，市內到處發生火災，死傷者很多。松山機場、台灣神社也遭到襲擊，從醫院頂俯看被日人崇拜，視爲台灣守護神的神社燃燒時，那種感受實在很難形容，而且覺察到戰況不甚樂觀。五月十六日，熱帶醫學研究所被燒夷彈燒毀，在這種情勢下，醫學部迅速疏散到大溪。醫學部和大學病院大部分疏散到大溪，但病院的一部分仍留在台北繼續診療工作。當時醫學部長於前年底改選，結果由森於菟連任，醫院院長爲河石九二院。十月，中華民國軍隊進駐台灣，台灣省長官陳儀與日本方面的台灣軍司令官兼台灣總督安藤利吉授受投降文書，終結了日本統治台灣的時代。

台北帝國大學被接收後，成爲中華民國國立台灣大學，醫學部改稱爲醫學院，由醫學部教授杜聰明擔任醫學院院長，附屬醫院成爲醫學院附設醫院，由大陸來台，曾到日本留學的陳禮節就任院長。日人有些被留用，但大部分被送返，接收的工作很繁忙，醫學部、醫學專門部的日籍學生也被送返，大學裏只剩下台籍學生。醫學院和醫院在杜聰明院長、陳禮節院長的指導下，兩、三名畢業於日本大學和原來台北帝大醫學部、台北醫專的畢業生等合作管理。受聘的日本人教授不觸及管理面，僅專心教學，診療研究與從前相同。研究室的工作雖然無法充分進行，但此時教員仍熱心於著手研究，後來返回日本完成學位論文者不在少數。

戰爭結束時，台北帝大醫學部教授陣容如下，基礎部門：解剖學─森於菟、金關丈夫，生理學─細谷雄二、竹中繁雄，病理學─武藤幸治，藥理學─杜聰明，寄生蟲學─森下薰。在日台航路遭難的志賀教授所擔任的生化學，返回日本的細谷教授的後任武田教授也從細菌學轉出，遭遇爆炸而去世的田代教授後的法醫學，因病去世的和氣教授的病理學都告懸缺。退休的橫川教授成爲名譽教授，由寄生蟲學森下薰教授轉任，後來的衛生學也沒人擔任。竹中繁雄於開學後一、兩年，繼續擔任已轉到北海道大學蓑島嵩一的職務。臨床部門：內科爲小田俊郎、桂重鴻、柳金太郎，外科—沢田平十郎、河石九二夫，小兒科—酒井潔，婦產科—眞柄正直，眼科—茂木宣，耳鼻喉科—上村親一郎。皮膚科的高橋信吉教授於戰時罹患登革熱病逝，精神神經科的中修三教授於戰爭結束前轉任九州大學，他們的職位都空了下來。

台北醫專與台大醫學部同窗會的變遷

醫專同窗會——校友會、南溟會、景福會

台灣醫學校有校友會並發行雜誌，會員是教官、學生及畢業生，除了教官之外，其他都是台灣人。大正八年改爲台北醫學專門學校後，校友會繼續傳承，發行校友會雜誌，正會員是日本人、台灣人畢業生及在校生，會長爲堀內校長，教官爲特別會員。

醫專從大正十一年產生第一屆畢業生，七年後（昭和四年）日人畢業生決定成立同窗會「南溟會」，選出第二屆畢業生菅野尙夫會長後成立，每年召開一次總會兼懇親會，一年發行三至四次會報及出版會員名錄。台灣人的畢業生當中，以施江南爲中心，在昭和十三年左右聚集有志者組成杏林座談會，但好像沒有持續多久。於是台北醫專有校友會，日人畢業生有「南溟

會」，從事各種活動，以敦睦感情。

昭和十一年，台北帝大新設醫學部，台北醫專改爲大學的附屬專門部。關於醫專的校友會存續問題，堀內校長從正會員的畢業生和在校生中選出代議員，聽取他們的意見。日人畢業生的同窗會「南溟會」在菅野會長的主持下，討論各種事務。堀內會長綜合代議員的意見，愼重考慮後，決定成立新會，繼承舊校友會所有的會員財產，日後醫學部和醫學專門部的學生及畢業生都可自由加入，命名爲「景福會」。醫專附近的東門，以前叫做景福門，命名的含意，是指在聳立於東門一角的學舍接受醫學教育之會，創會會長是堀內次雄，選出理事翁瑞俊、邱雲福、陳景松、菅野尚夫、下川八男、永井吉郎（後爲大喜多孝）等日、台各十五人作爲評議員。至於醫學部方面，決定當時的在學學生及將來的畢業生加入後，再選出幹部。

景福會大開門戶，不問學部或專門部，是個整體的組織。堀內次雄一有機會就對醫學部長和事務官及其他相關者陳述該會內容，請他們竭力勸說學生入會，關於醫學專門部，則由理事負責勸說及說明入會。因此，醫學專門部在入學同時，即依慣例加入本會，但醫學部方面始終沒有人參加。雖然門戶大開，但所期待的大同團結的構想卻落空。

醫學生無法團結，令人惋惜，醫學部身爲新設的帝國大學醫學部，則懷有創造清新、活潑學風的理想，因此組成醫學部自己的學友會「東寧會」，所以沒有餘暇顧及其他。當時醫學部只有在學學生，沒有畢業生，而日人學生逐漸被徵召，所以處於混沌狀態。醫學部成立學友會「東寧會」時，醫學專門部則成立「圖南會」，其會員亦加入「景福會」，這是因爲醫專與醫學專門部具有傳統的連繫關係。

東寧會

昭和十一年台大醫學部設立時，早就決定成立校友會。昭和十二年，在三田學部長的指導下成立「東寧會」，翌(十三)年永井潛任學部長時，發行會誌《東寧》，卷頭刊載了永井會長的〈爲會員諸君〉、三田前會長的〈祝賀東寧創刊〉等文章，森於菟教授以〈東寧與素馨〉爲題名，記述了東寧會誌創立的經過。

隔年(昭和十二年)六月初，在教授會議上，三田部長託我與細谷雄二爲新生的台北帝國大學醫學部的學生會命名。兩人數度商量，都找不到理想的名稱，如果詞句優美，就和台灣無關，如果暗示日本飛躍南方的語辭，就和既有的其他命名重覆。結果，僅剩「東寧」、「南斗」。其中，東寧出自〈華夷通商考〉：「……此島根本之名爲塔伽沙谷，日人借用高砂之文字，或太寃，台灣皆漢人所命名。國姓爺居住之後改國號爲東寧，該國雖在中國南方，號稱東寧，或濡慕國姓爺生國日本而取其意。」「和漢三才國會」也可見到漢人記載，有類似的意思，並附有「東海的寧馨兒於此生活」的寓意，南斗則是北海道北斗的相對語。我們兩人向部長提出以上兩種題名後，終於決定以「東寧」作爲命名。

與這個會前後成立的，則是以醫學部教授夫人爲主的社交會，我們兩人奉三田先生之命，定爲「素馨會」。素馨乃台灣的植物，是非常清香的茉莉花。「東寧會」因種種事情延至昭和十三年四月卅日，於公會堂舉行盛大的成立大會，選永井部長爲會長。「素馨會」則稍早，在昭和十二年六月廿五日，假蓬萊閣舉行第一次大會，三田部長也列席。

後來的同窗會

「南溟會」、「東寧會」會員隨著太平洋戰爭戰況日漸激烈，大部分被徵召或徵用，使同窗會的活動無法展開。留在台灣的其他醫師會員，則附和時局從事活動。

戰後撤回日本國內的「南溟會」會員，在昭和廿二年重建該會，發行會誌學一號。每年舉行總會，失去母校的同窗們彼此和睦、互相協助，在日本繼續活動。昭和四十四年，迎接創立四十週年，特別舉行了盛大的總會，並發行紀念誌。

景福會在日本人會員撤走後，台灣方面仍繼續存在。每年在舊曆過年巡迴各主要都市，舉行總會。杜聰明還苦心編纂從日治時代到現在的名冊，是一項貴重的資料。

「東寧會」也在歸返日本的會員們的熱心奔走下復活，發行會誌、製作名冊，清楚記載了分散全國會員的消息，並與台灣的會員保持密切連絡，不斷維持交流，持續相互間的訪問。

後　語

台灣近代醫學在日本統治的五十年間，進行開拓與發展，台灣脫離日本統治已近三十年，眼見人們的關心日淡，資料也有散佚的危機，作爲曾經在台灣任職的筆者，如今回想那個時代，自覺綜合整理台灣近代醫學的發展過程，對塡補將來日益發展的台灣醫學史，應該很有意義。

這半世紀完成的業績，無論學術論文或官府、報社的報告及年表等，數量可謂汗牛充棟。戰後整理成冊的有，昭和卅二年八月由丸山芳登博士集大成的《日本統治時代留下的台灣醫學衛生業績》。關於這個年代的社會環境變化、學界動向、當事者的活動狀況，筆者根據種種資料，記述了醫學史大綱、相關的側面史及軼事，其他仍有應該記述的業績與軼事，因執筆的旨趣而予以省略，同時，恐怕也有著者因無法尋得資料，以致有疏漏、不完備之處。全書以明治、大正與昭和初期的敍述較多，因爲這時期醫學界較活躍，有趣的資料較豐富。到了近年，則因爲欠缺資料，著者只好採用周圍的聽聞。這部分資料，期待日後有心者的補述。

堀內次雄是筆者的岳父，關於他的記述最多，因爲他是台灣醫學衛生史五十年來貢獻最大的人，他的談話和演講、文獻很多，並且因個人關係，筆者聽取他講述的機會也較多。

畏友大阪大學名譽教授森下薫，早筆者十年到台灣，在瘧疾防遏方面很有貢獻，是相當瞭解台灣的人，他爲本書提供了許多資料，並特別撰寫〈關於在台的日本醫學資料〉一文作爲代序，刊於卷頭。本書承蒙窪田一夫博士、向山寛夫博士、作家西川滿及其他許多人士惠賜資料和指教，以及醫學書院編集長長谷川泉先生的好意出版此書，向各位深致謝意，此外，也要感謝東寧會、南溟會的協助。

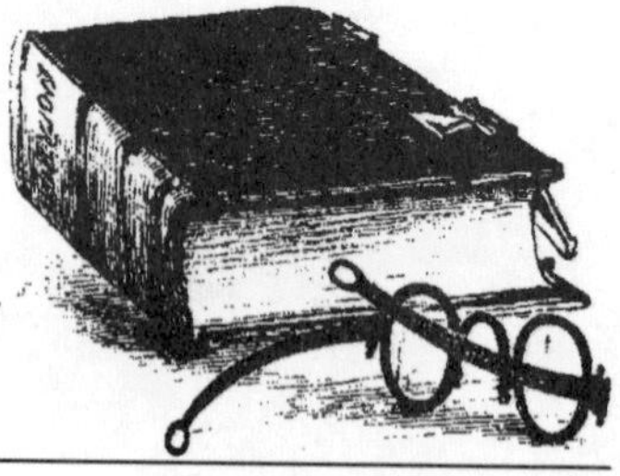

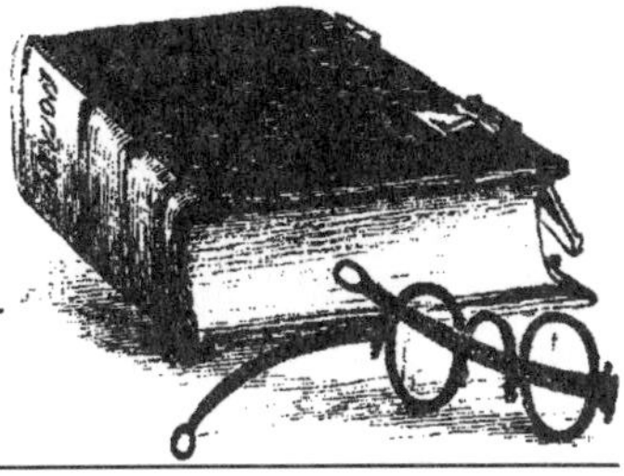

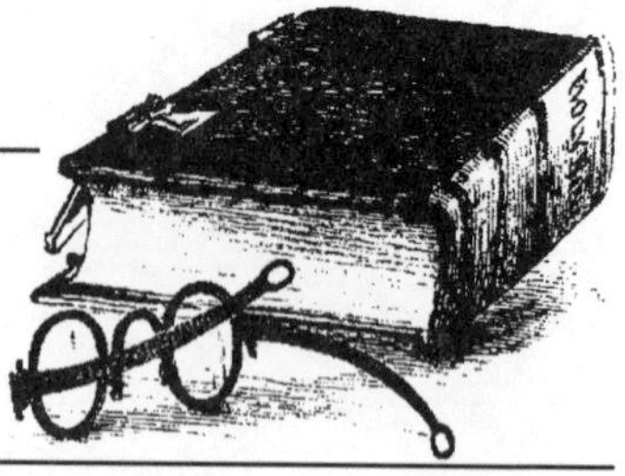

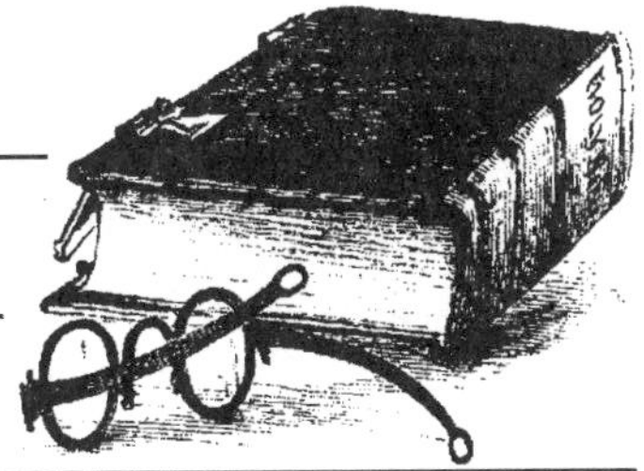

前衛通告

咬牙再戰鬥

去年台灣出版蠻牛前衛累了，準備說再見，
今年台灣鄉親有志鼓舞奧援，前衛咬牙再戰鬥！
台灣風雨飄搖，台灣人苦悶鬱卒的年代，
前衛堅持：本土才是台灣魂魄的最初力道，
本土運動正蓄勢待發，等你一起來。

前衛的下一波

本土新悅讀運動
讀台灣書的感覺眞好！

台灣人之空有台灣意識而輕忽本土智識久矣！
台灣人果眞好騙難教耳孔輕嗎？
台灣牛果眞牽到北京還是牛嗎？
沈建德博士說：台灣人應猶在，只是忘了我是誰？
不妄生爲台灣人，理當應知台灣事，
現在，認清身世、認同台灣本土、奮起的時機來了！

多讀了幾本本土書，
就在你比別人切實
你勝出的關鍵，
電腦人人都會，
網路時代，
建議網路族

前衛心聲

台灣就是台灣

「台灣」就是我們的神主牌，
「守護台灣」就是我們的天命。
「本土」就是我們的母乳，
「維續本土」就是我們的本份。
天可憐見Formosa，
中國黨蠢蠢欲動。
被出賣的台灣，
奸商官匪集團躍躍欲試。
台灣人快快精神武裝起來，
讀讀本土書做底，
智識就是力量，
繼續戰鬥救台灣！

台灣智識總鋪　本土最後基地

前衛出版社・草根出版公司
www.avanguard.com.tw
a4791@ms15.hinet.net
總本舖：10468台北市中山區農安街153號4F-3
TEL：02-25865708 FAX:02-25863758

國家圖書館出版品預行編目資料

台灣醫學五十年 / 小田俊郎著；洪有錫譯.
-- 初版. -- 臺北市：前衛, 1995[民84]
176面；15×21公分.

ISBN 978-957-801-056-7(平裝)
ISBN 978-957-801-271-4(精裝)

1. 醫學 - 台灣 - 歷史

410.9232 84008087

台灣醫學五十年

著　　者　小田俊郎
譯　　者　洪有錫
責任編輯　謝靜芬
出 版 者　前衛出版社
10468 台北市中山區農安街153號4F之3
Tel：02-2586-5708　Fax：02-2586-3758
郵撥帳號：05625551
e-mail：a4791@ms15.hinet.net
http://www.avanguard.com.tw
出版總監　林文欽
法律顧問　南國春秋法律事務所林峰正律師
總 經 銷　紅螞蟻圖書有限公司
台北市內湖舊宗路二段121巷28、32號4樓
Tel：02-27953656　Fax：02-27954100
出版日期　2000年11月修訂初版一刷
2009年10月修訂初版二刷
定　　價　新台幣200元

Printed in Taiwan　ISBN 978-957-801-271-4